SKINCARE
EXPERT

@rose-lucyy

Sommaire

Introduction

Mon histoire

J'ai eu de l'acné anormalement jeune, ça a commencé en primaire, j'en étais très complexée. À l'école, on s'est beaucoup moqué de moi pour ma peau. Plus tard, au collège, j'ai commencé à me maquiller pour camoufler cette acné qui me dérangeait. D'autant qu'à 10 ans, c'est compliqué d'appliquer des soins de la peau qui sont adaptés, comme ça de manière innée ! Je ne savais pas quoi mettre, comment l'utiliser. Je ne connaissais pas l'intérêt des routines, du soin de la peau. Mon médecin m'a prescrit une pilule hormonale à 13 ans pour essayer de faire disparaître mes boutons, mais ça m'a causé de nombreux problèmes de santé. Au final, ça n'a jamais fonctionné, ça a été même pire ! On m'a même prescrit des antibiotiques... bref, tout ce qu'il ne fallait pas faire.

Je suis passée par plusieurs formes d'acné : d'abord de l'acné légère avec des points noirs, ensuite l'acné sévère avec beaucoup de pustules, puis ça s'est transformé en centaines de microkyste sur le bas de mon visage et de ma mâchoire. Et enfin, j'ai eu de gros kystes extrêmement douloureux dans le cou. J'ai eu aussi énormément d'acné dans le dos, sur le décolleté et la poitrine. Oui ça se peut ! Cela a marqué mon corps de dizaines de taches brunes ! Quand je partais au bord de la mer, je ne voulais pas me baigner, j'étais très complexée. L'été en particulier, je gardais toujours mon tee-shirt pour me cacher.

Ma mère, qui a toujours pris soin de sa peau, a retourné toutes les pharmacies et parapharmacies pour essayer de soigner la mienne en trouvant les bons produits dermato, et ça a fonctionné ! Grâce à elle, j'ai trouvé les produits qui ont aidé à soigner mon acné et à me libérer de certains complexes. Je me suis donc petit à petit intéressée et même passionnée pour les produits de soin et la cosmétique. D'ailleurs, la première marque que j'ai utilisée, et que j'utilise encore, était La Roche-Posay !

Cette période de recherches et de tests pour trouver des produits adaptés aux besoins de ma peau et aux problématiques que j'ai rencontrées m'a donné envie de faire des études d'esthétique après le collège, j'avais 15 ans. J'avais à cœur de prendre soin des gens, de leur transmettre des conseils pour qu'ils se sentent mieux dans leur peau. Je souhaitais partager l'aide que j'avais reçue de ma mère, et l'expertise que j'ai pu apprendre au cours de mes études. J'ai ainsi fait deux ans de CAP Esthétique en alternance puis deux ans de Brevet Pro pour me professionnaliser en cours de dermatologie, de biologie, de soins du corps...

J'ai ensuite arrêté ma formation car j'ai débuté sur les réseaux sociaux à l'âge de 18 ou 19 ans. La première vidéo que j'ai faite était destinée à aider les gens qui avaient de l'acné, leur conseiller les bons soins, les bons actifs, comment les appliquer... C'est là que j'ai trouvé mon truc : les actifs ! Les YouTubeuses beauté déjà présentes sur les plateformes n'en parlaient pas en détail. J'ai commencé à parler d'acné puis de beauté plus globalement et surtout de types de peaux... J'ai aussi mis en lumière le métier d'esthéticienne, qui n'était pas forcément bien vu. Beaucoup de mes abonnées se sont inscrites en école d'esthétique suite à nos échanges et à mon discours positif de la profession. J'ai poussé ces jeunes filles à assumer leur choix, faire un cursus pro, si elle en ressentait l'envie. Quand j'ai compris que mes vidéos apportaient une réelle aide aux jeunes, que les produits que je conseillais marchaient sur eux, c'était fou ! Ils comprenaient enfin leurs problèmes de peau et trouvaient les solutions pour les soigner. Beaucoup d'abonnés m'ont envoyé des photos de leur peau « avant/après ». **Cela a donné du sens à mon contenu, j'ai vraiment voulu me lancer.** J'avais aussi envie de leur montrer que la *skincare routine*, la routine du soin de la peau, n'était pas une corvée, mais un vrai moment de plaisir pour soi à prendre chaque jour.

Aujourd'hui, cela fait trois ans que je suis sur les réseaux sociaux, j'aide des milliers de personnes de 12 à 45 ans ! Ceux qui me suivaient ados pour leurs problèmes d'acné me suivent encore pour d'autres raisons. C'est génial ! Ils grandissent en même temps que moi et les aider me fait beaucoup de bien.

« J'ai toujours voulu transmettre de la confiance en soi aux autres ! »

Ma vision du *skincare*

« Essayer pour soi, c'est approuver ou désapprouver ».

Ma vision du *skincare*, c'est qu'un produit ne peut pas correspondre à tout le monde, il faut l'essayer pour le savoir. Je n'impose aucun produit dans ce livre, je t'invite à les tester sur toi, chaque personne aura des réactions différentes. Tu es libre d'approuver ou non, de choisir des marques conventionnelles ou naturelles, selon tes goûts.

Et puis nous sommes tous sensibles à des univers de marques différents, que ce soit par le packaging, mais aussi par la texture des produits, leur sensorialité, etc.

Personnellement, je suis à 50 % marques conventionnelles et 50 % marques naturelles, je porte surtout de l'importance dans le choix des bons actifs, car il y a du bon dans les deux !

Au tout début de ma carrière, j'étais adepte du 100 % naturel, car je travaillais dans un institut qui l'était. Beaucoup de produits naturels ont fonctionné sur mon acné, mais certains n'étaient pas bons. Alors, je suis allée voir du côté des marques conventionnelles et j'ai découvert que tout n'était pas à jeter. Il y avait de très bons actifs, pas nocifs du tout ! Comme l'acide hyaluronique, les céramides (le ciment de la peau !), le rétinol, etc. Je me suis mise à tester beaucoup de marques qui allient nature et science comme Caudalie, Sanoflore, Erborian, etc. Pour moi, ce sont les meilleures et de loin ! Celles qui arrivent à puiser le meilleur des deux côtés.

Le *skincare* me passionne car il évolue avec nous grâce aux changements de notre peau. On passe de la peau grasse, à mixte, à plus sèche, moins tonique, etc., au fil des années et de la vie ! S'intéresser aux soins de la peau, nous oblige à prendre du temps pour nous chaque jour et à nous questionner sur notre état physique et psychique. C'est un vrai moment de bien-être qui nous est donné. Le *skincare* est un apprentissage tout au long de notre vie et une vraie porte d'entrée pour s'intéresser à notre bien-être général. C'est grâce à lui que je me suis intéressée à mon alimentation, que j'ai appris que mon corps avait besoin de tels vitamines et minéraux, que le sport était bon aussi pour ma peau, qu'il fallait que j'instaure une bonne hygiène de vie, que je dorme bien, ne stresse pas trop...

Chouchouter sa peau c'est avant tout prendre soin de sa santé et de ses émotions !

POURQUOI JE NE FAIS PAS DE COSMÉTO MAISON ?

Les produits cosmétiques faits à la maison peuvent être très dangereux car ils ne sont vérifiés ni par des scientifiques, ni par des laboratoires. On expose donc notre peau à des risques microbiens et des risques d'infections fongiques et bactériennes. Pour les éviter, les professionnels qui fabriquent les produits cosmétiques doivent d'ailleurs respecter des règles de conservations, adopter des gestes d'hygiènes. À la maison, il est facile de commettre des erreurs comme l'utilisation d'outils imprécis, des erreurs de dosages, l'exposition de nos produits à l'humidité et ou à de mauvaises températures de conservation, etc.

Quand les marques créent une formule cosmétique, cela leur prend des années ! Pour moi, il est inconcevable de s'appliquer des produits sur la peau si c'est fait dans ta cuisine ! Ce n'est pas un lieu stérile, il contient des tonnes de microbes. Cependant, il y a quelques exceptions à cette règle : par exemple pour les masques à l'argile, car la poudre d'argile existe déjà, il suffit d'y ajouter de l'eau ; ou une huile pour le visage à laquelle on peut mélanger plusieurs huiles ; des masques capillaires simples à réaliser, mais qu'il est indispensable de consommer sur l'instant.

Anatomie de la peau

1

Comment fonctionne la peau ?

Notre peau est le plus grand organe que possède notre corps et aussi le plus lourd ! Elle représenterait 5 à 10 % de notre masse corporelle et pèserait environ 4 kg.

Première barrière qui sépare notre organisme de l'extérieur, la peau est divisée en trois couches : l'épiderme (la couche superficielle), le derme (la couche intermédiaire) et l'hypoderme (la couche graisseuse).

Une peau est dite épaisse selon l'épaisseur de son épiderme.

Composée de 70 % d'eau, la peau, qui est toujours en perpétuelle évolution, remplit de nombreuses fonctions !

C'est d'abord un super bouclier contre les agressions extérieures de type soleil, chaleur, froid, bactéries... Elle a aussi un rôle de thermorégulation, c'est-à-dire qu'elle régule notre chaleur corporelle et permet à notre corps de transpirer grâce à ses glandes sudoripares. Les nerfs sensitifs, eux, nous permettent de toucher et de ressentir. Enfin, la peau abrite une partie de notre microbiote et réalise la synthèse de la vitamine D, l'une des vitamines les plus importantes pour le bon fonctionnement de notre organisme.

Selon les endroits de notre corps, l'épiderme va être plus ou moins épais. Sur la paupière par exemple, son épaisseur est de 0,4 mm, alors que sur le reste de notre visage, il est cinq fois plus épais !

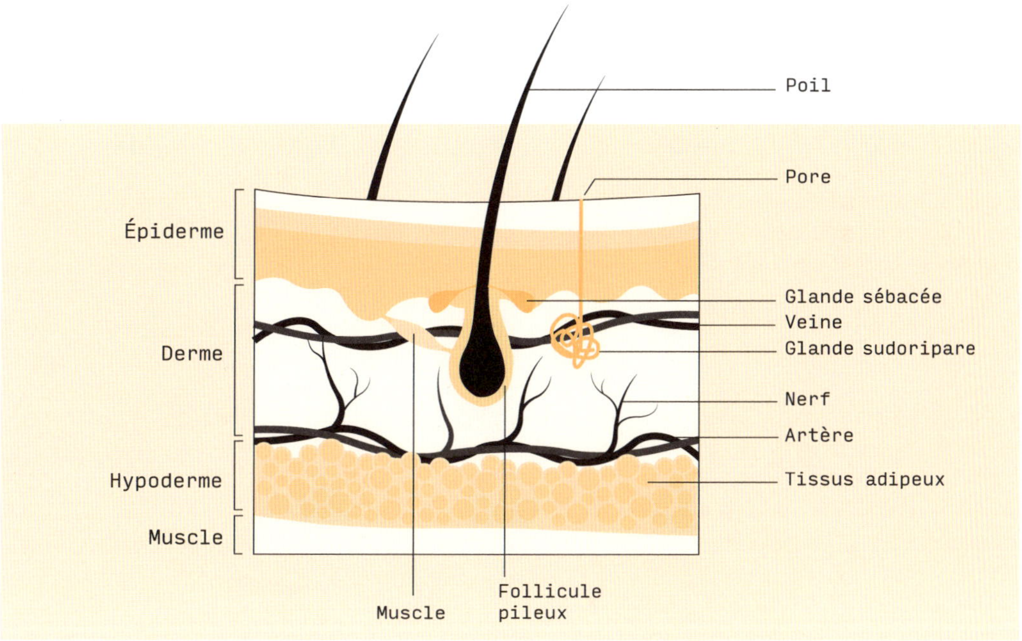

Anatomie de la peau

LA FERMETÉ DE NOTRE PEAU

Tu as probablement déjà entendu parler de collagène, élastine et acide hyaluronique, mais sais-tu vraiment à quoi ils font référence dans le fonctionnement de notre peau ? C'est très simple, c'est grâce à ces trois molécules que la peau reste ferme et que notre visage ne s'affaisse pas. Mais au fil des années, avec l'âge et selon notre hygiène de vie, ces molécules vont se faire plus rares et c'est ainsi que l'on voit pointer nos premières rides ! Aïe ! Néanmoins, pas de panique, si l'on ne peut rien faire pour retrouver de l'élastine, on peut en revanche inciter la peau à produire du collagène et de l'acide hyaluronique ! Je t'en parle plus en détail un peu plus loin...

#balancetonpore

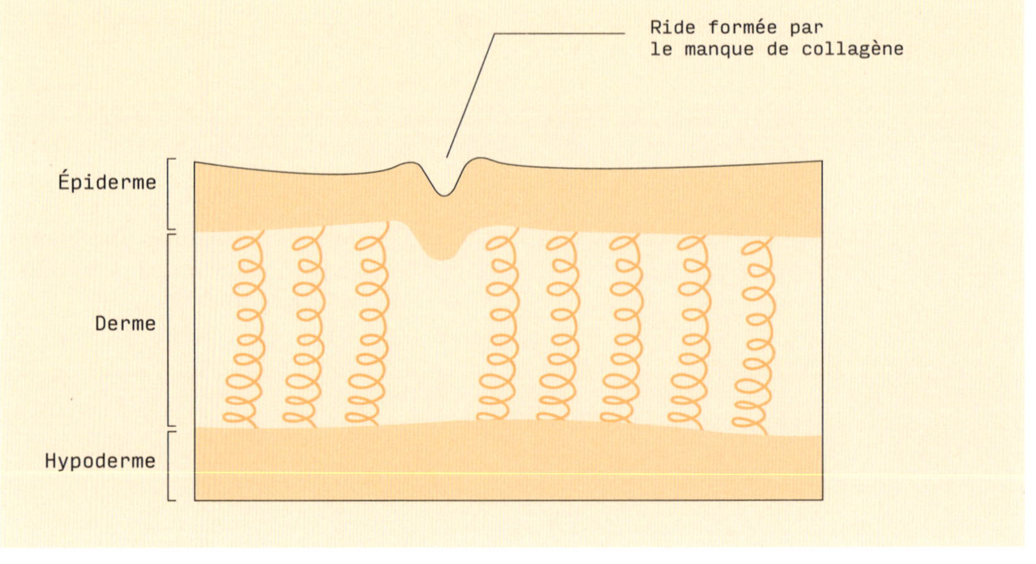

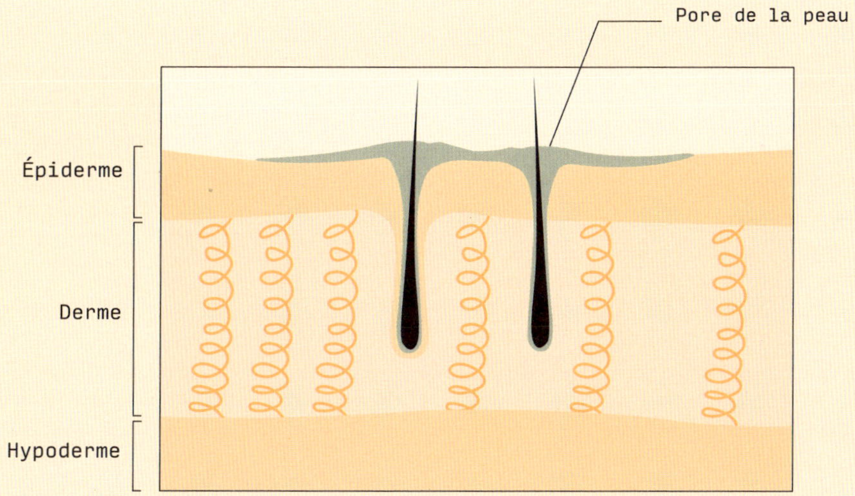

Parlons maintenant de pores ! On entend souvent parler de pores de la peau qui s'ouvrent et qui se ferment dans les soins cosmétiques par exemple. Eh bien c'est une erreur ! Sache qu'un pore ne peut ni s'ouvrir ni se refermer, car il n'a tout simplement pas de muscles. En revanche, une peau peut avoir des pores plus ou moins visibles selon sa fermeté, sa production de sébum et son vieillissement.

Les pores dilatés peuvent donc s'inviter sur tous les types de peaux, mais ils sont plus fréquents sur les peaux mixtes ou grasses, sur les personnes qui bâclent leur nettoyage de peau ou n'utilisent pas les bons produits adaptés.

En effet, chaque pore contient une glande sébacée qui produit du sébum pour lubrifier la peau et l'empêcher de se déshydrater. Si une quantité minimum de sébum est donc essentielle pour notre peau, une trop grosse quantité devient en revanche problématique. Mais attention : décaper sa peau avec des produits agressifs par peur d'avoir trop de sébum n'est pas une bonne idée, il faut toujours nettoyer sa peau délicatement et intelligemment !

Attention, un sébum que l'on a voulu décaper reviendra encore plus vite !

LES BONNES ET LES MAUVAISES BACTÉRIES

Comme tu l'as vu plus haut, la peau est recouverte de bactéries qui se logent dans le sébum et la sueur. Même si l'idée n'est pas des plus sexy, je t'assure que les bactéries sont la plupart du temps très bonnes pour l'épiderme ! On appelle d'ailleurs cela le microbiote cutané, une barrière qui nous protège des agressions extérieures et qui fait en sorte que l'épiderme fonctionne correctement. Malheureusement parfois certaines bactéries prolifèrent trop vite et déséquilibrent le microbiote. C'est le cas de l'acné qui a pour origine la bactérie *Cutibacterium Acnes* formant des boutons et des inflammations sur la peau.

L'ÉPIDERME : COMMENT SE RENOUVELLE-T-IL ?

Restons maintenant à la surface de la peau. Toutes les trois ou quatre semaines, les peaux mortes qui se trouvent à la surface de l'épiderme vont tomber pour faire place à des peaux neuves. Ces cellules de votre peau s'appellent des kératinocytes, elles sont toutes liées entre elles grâce à un corps gras : le ciment lipidique. C'est ainsi que votre peau se renouvelle régulièrement de manière cyclique. Il faut ainsi toujours attendre un mois pour constater les bienfaits d'un nouveau produit de beauté !

Si tu souhaites forcer un peu la nature, tu peux réaliser un peeling ou un gommage qui va venir décaper ces peaux mortes plus rapidement. Personnellement, je ne recommande pas du tout ces techniques et je vais t'expliquer pourquoi dans les prochaines pages.

Certaines peaux ont un ciment lipidique trop fin pour retenir l'eau dans la peau, celles-ci se déshydratent alors trop vite. Heureusement des crèmes, des huiles ou des sérums riches en céramides peuvent venir les aider et les renforcer !

Tu l'as compris, il est donc indispensable de prendre soin de ta peau ! L'une des premières choses à faire, est d'avoir une bonne hygiène de vie. Pour cela, quelques règles basiques sont à adopter au quotidien :

* **Avoir une alimentation saine et équilibrée** (même si les pizzas c'est OK de temps en temps bien sûr !)
* **Faire quelques squats à ses heures perdues** (le sport détoxifie la peau et lui apporte de l'oxygène)
* **Ne pas fumer** (la cigarette accélère le vieillissement cutané et donne un teint gris)

* **Limiter sa conso de mojitos !** (L'alcool, en plus d'être mauvais pour la santé, peut donner des boutons et des rides précoces !)
* **Prendre soin de soi pour avoir le moral** (tu connais peut-être ma passion pour les moments de cocooning qui nous donnent le sourire et donc un bon teint !). D'ailleurs, je t'explique page 120, en quoi les émotions influencent l'état de notre peau.

POURQUOI EST-IL ESSENTIEL DE BIEN NETTOYER SA PEAU ?

Le nettoyage de peau est une étape essentielle, chaque soir, avant d'aller se coucher. La peau étant fine, les bactéries, virus et autres micro-organismes peuvent facilement la pénétrer. Aussi, elle sécrète toute la journée du sébum (un corps gras naturel) pour éviter son dessèchement et de la sueur pour empêcher les bactéries de se multiplier ! Il est donc essentiel de réaliser un bon nettoyage adapté à votre type et votre état de peau. Mais attention, il faut le faire avec douceur et surtout avec les produits appropriés !

COMMENT LES COSMÉTIQUES PÉNÈTRENT NOTRE PEAU ?

Les produits de soin infiltrent notre épiderme, mais aussi notre derme et notre système sanguin ! Voilà pourquoi il est important d'être sélectif dans nos produits de beauté.

Différents facteurs jouent un rôle dans la pénétration des cosmétiques :

• **L'état de notre peau :** une peau fragilisée et irritée sera plus perméable et laissera davantage passer les cosmétiques, en revanche une peau épaisse et grasse sera moins perméable.

• **La taille et la nature des molécules :** les solvants ont une grande capacité de pénétration dans les différentes couches de la peau, au contraire l'eau reste plutôt à la surface. Les huiles végétales quant à elles peuvent s'imprégner dans deux à trois couches cellulaires (la couche cornée), soit beaucoup plus que les crèmes ou les lotions (d'où l'intérêt des sérums !).

• **La zone corporelle :** certaines parties du corps comme les paupières qui ont une couche cornée fine vont absorber très facilement les cosmétiques.

• **L'application :** l'épaisseur de la couche de cosmétiques va favoriser la pénétration des actifs (c'est le principe des masques).

Quel est ton type de peau ? [TEST]

Comment sont les pores de ta peau ?

- petits et peu visibles
- élargis et visibles
- dilatés autour du menton, du nez et du front

Dans la journée, est-ce que ta peau te tiraille ?

- Oui de partout !
- Ça peut arriver quelques fois.
- Oui sur les joues...
- Non elle ne tiraille jamais !

Est-ce que ta peau brille, luit ?

- Oui elle brille de partout !
- Non jamais
- Oui mais uniquement sur le nez, le front et le menton.
- Parfois oui.

Au toucher, ta peau est plutôt...

- Douce
- Rêche
- Huileuse
- Grasse sur le front, nez et menton

As-tu des imperfections sur le visage ?

- Oui, des boutons ou points noirs, un peu partout.
- Oui, surtout sur la zone T (menton, nez, front)
- Oui des desquamations.
- Non, rien du tout.

RÉSULTATS

Quel picto retrouves-tu le plus dans tes réponses ? Tu as probablement le type de peau correspondant.

SÈCHE

Ta peau est souvent inconfortable, elle tiraille tout le temps, peut gratter et même être souvent rouge. Tu as probablement une peau sèche qui manque fortement de nutrition.

NORMALE

Ta peau ne présente pas de problème particulier ni d'inconfort, elle est visiblement sans imperfection, ni sèche, ni grasse, ni un mélange des deux (mixte). Tu as la chance d'avoir une peau dite « normale » !

MIXTE

Ta peau est brillante et présente des imperfections sur la zone T (zone médiane du visage = menton, front, nez). Elle ne brille pas trop et a plutôt tendance à tirailler et être rouge. Tu as sûrement une peau mixte.

GRASSE

De manière générale, ta peau est sujette aux imperfections (points noirs, boutons, peau granuleuse), tes pores sont très apparents. Elle est rapidement huileuse et brille souvent. Lorsque tu te maquilles, il est difficile de garder un maquillage mat. Tu dois avoir une peau grasse.

Dans quel état est ta peau ? [TEST]

Maintenant nous allons définir ton état de peau. Eh oui, un « état » de peau diffère d'un « type » de peau. Il existe quatre états de peaux : déshydraté, sensible, mature, terne. Ces états peuvent tous s'associer à n'importe quel type de peau ! (Sauf la peau normale qui ne présente justement aucun problème.) Chaque état peut donc s'assembler à la peau grasse, mixte ou sèche. Réponds aux questions en cochant oui ou non.

1. Ressens-tu que ta peau tiraille mais sans être rêche au toucher ? Juste une sensation d'inconfort, des micros ridules de déshydratation, un teint plutôt terne et une peau peu tonique ?

☐ Oui

☐ Non

Si oui, tu as la peau déshydratée.

2. Ta peau présente-t-elle souvent des rougeurs ? Dès lors que tu appliques un produit, réagit-elle en rougissant un peu ? Réagit-elle aussi au froid et à la chaleur ?

☐ Oui

☐ Non

Si oui, tu as la peau sensible.

3. Ta peau présente-t-elle des rides ou ridules quotidiennes ? Un relâchement cutané ? Ta peau est-elle fine ? Présente-t-elle de la sécheresse ?

☐ Oui

☐ Non

Si oui, tu as la peau mature.

4. Ta peau manque-t-elle d'éclat, de lumière ? Ton teint est-il grisé, en manque de peps visuellement ?

☐ Oui

☐ Non

Si oui, tu as la peau terne.

CONCLUSION

Tu peux associer ton type de peau précédemment déterminé, avec un ou plusieurs états de peaux. Il est possible d'en présenter plusieurs !

Personnellement, j'ai un type de peau mixte à états déshydraté et sensible.

À chaque peau sa routine

2

Ma routine peau grasse – potentielles imperfections

Une peau grasse est tout simplement une peau qui a un excès de sébum. Comme nous l'avons vu plus tôt, les glandes sébacées produisent trop de sébum et celui-ci se répand sur l'épiderme. Résultat : une sensation de peau grasse, brillante, qui luit.

POURQUOI AS-TU UNE PEAU GRASSE ?

Il y a toujours plusieurs facteurs qui entrent en jeu en matière de peau. Ton type de peau peut avoir des origines génétiques (ta mère ou ton père avait une peau grasse et tu en as hérité), mais aussi hormonales (à l'adolescence la fluctuation des hormones entraîne un excès de sébum), une mauvaise alimentation (rendez-vous page 74), un stress trop présent (l'hormone du stress, le cortisol, booste les glandes sébacées) ou encore une routine beauté non adaptée avec des produits trop décapants qui font réagir la peau en la forçant à produire du sébum donc à graisser.

Le conseil skincare : nettoie bien tes mains avant de toucher ta peau !

COMMENT EN PRENDRE SOIN ?

Une peau grasse a besoin de produits régulateurs de sébum, mais aussi d'une bonne hydratation et d'une routine douce pour ne pas l'agresser.

Peau grasse ne signifie pas peau insensible. Pour en prendre soin, la clé est la douceur !

Les étapes :

Le matin :

- un nettoyant
- une lotion tonique
- un sérum
- un contour des yeux
- une crème hydratante
- une crème solaire SPF 50

Le soir :

- un baume démaquillant
- un nettoyant
- une lotion tonique
- un sérum
- un baume, une crème ou une huile de nuit

À SAVOIR :
Je vais te citer des références de produits et actifs « stars » pour ce type de peau, mais ça ne veut pas dire qu'il faut construire ta routine avec uniquement des soins décapants comme : un nettoyant purifiant, une lotion purifiante, un sérum purifiant, une crème purifiante et une crème solaire matifiante ! Cela serait de trop et la peau manquerait grandement d'hydratation et de douceur !

Des exemples :

Matin :

- Nettoyant : purifiant
- Lotion : purifiante
- Sérum : hydratant
- Crème yeux : hydratante
- Crème visage : hydratante, mais légère non riche
- Crème solaire : matifiante

ou

Matin :

- Nettoyant : purifiant
- Lotion : hydratante tonifiante
- Sérum : matifiant
- Crème yeux : hydratante
- Crème visage : matifiante purifiante
- Crème solaire : hydratante légère matte

Soir :

- Baume démaquillant
- Nettoyant : purifiant
- Lotion : hydratante
- Sérum : purifiant
- Crème, huile de nuit : hydratant, apaisant

L'ERREUR À NE PAS FAIRE

Lorsque l'on veut rendre sa peau mate, la purifier et la lisser, on a tendance à n'utiliser que des produits qui ont ces différents rôles. Mais la peau est alors trop agressée et pas assez hydratée.

Dans ta routine, je te recommande donc d'appliquer seulement deux ou trois produits qui contiennent ces actifs. Les autres produits doivent être hydratants. Libre à toi de construire ta routine comme tu le souhaites.

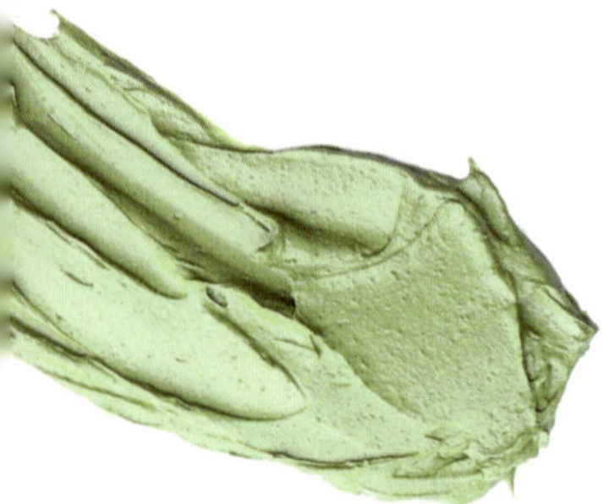

Quelques actifs efficaces régulateurs contre l'excès de sébum :

- Niacinamide (vitamine b3)
- Acide azélaïque
- Zinc
- Argile verte

Quelques actifs efficaces contre les points noirs, les boutons, les imperfections liés aux peaux grasses :

- Acide salicylique
- Zinc
- Propolis
- Menthe
- Charbon
- Argile verte
- Soufre

Les actifs exfoliants dont les peaux grasses à imperfections ont besoin :

- Acide glycolique
- Acide lactique
- Les acides de fruits
- Rétinol

Je vais te donner mes références de produits préférés, qui inclut des actifs à la fois matifiants, purifiants et exfoliants pour certains, idéaux pour les peaux grasses à imperfections.

Mes nettoyants chouchous :

Les moins chers :

- Nettoyant gamme anti-imperfections, **CERAVE** – 5,99 €
- Gel nettoyant Sebiaclear, **SVR** – 13,50 €
- Gelée nettoyante purifiante vinopure, **CAUDALIE** – 15,50 €
- Nettoyant clarifiant, **FACETHEORIE** – 16 €

Les moyens de gamme :

- Gel nettoyant purifiant zinc, **TYPOLOGY** – 19 €
- Mousse microexfoliante, **GARANCIA** – 33,90 €
- Superfood cleanser, **YOUTH TO THE PEOPLE** – 35 €

Mes sérums fétiches :

Le petit prix :

- Sérum salicylique, **THE ORDINARY** – 7,90 €

Les moins chers :

- Essence rééquilibrante, **YVES ROCHER** – 24,50 €
- Cleanance sérum exfoliant, **AVENE** – 27,50 €
- Sérum vinopure, **CAUDALIE** – 29,90 €

Les moyens de gamme :

- Sérum niacinamide, **THE ORDINARY** – 37 €
- Sérum charbon, **PAI** – 39 €
- Élixir du marabout, **GARANCIA** – 39,20 €
- Pore remedy, **DR JART +** – 45 €

Le luxe :

- Blemish + age defense, **SKINCEUTICALS** – 95 €

Mes crèmes de jour :

- DermoPure fluide matifiant, **EUCERIN** – 12,90 €
- Effaclar mat, **LA ROCHE-POSAY** – 14,20 €
- Crème Hydratante Supergel M3 non grasse, **FACETHEORY** – 19 €
- Crème magnifica, **SANOFLORE** – 22,50 €
- Crème visage purifiante au zinc, **TYPOLOGY** – 24,90 €
- My **CLARINS** re-boost crème matité hydratante – 27 €

Mes lotions purifiantes quotidiennes :

- Aqua magnifica, **SANOFLORE** – 15,90 €
- Fat Water, **FENTY SKIN** – 16 €
- Vinopure, **CAUDALIE** – 16,50 €
- Sebiaclear Micro-peel, **SVR** – 16,50 €

Mes crèmes solaires peaux grasses :

- Sun protection oil control, **EUCERIN** – 10,85 €
- Anthelios UVMUNE 400 oil control, **LA ROCHE-POSAY** – 16,90 €
- Sun Secure Extreme SPF50+, **SVR** – 19,90 €

Mes crèmes et mes huiles de nuit bonnes pour les peaux grasses :

- Facteurs naturels d'hydratation + HA, **THE ORDINARY** – 21 €
- Vinoperfect, crème nuit glycolique antitaches, **CAUDALIE** – 33,90 €
- Crème de nuit magnifica, **SANOFLORE** – 34,60 €
- Crème de nuit régénération suprême, **DR PIERRE RICAUD** – 45 €
- Skin Therapy, huile visage multiperfectrice, **ERBORIAN** – 49,90 €
- Abeille royale, honey treatment, crème de nuit, **GUERLAIN** – 169 €

IMPORTANT :

Ne pense jamais à décaper ta peau, opte pour des gestes doux et délicats, sinon elle réagira à l'inverse et produira encore plus de sébum pour compenser son agression !

L'idée reçue sur les peaux grasses

On pense souvent qu'il ne faut pas hydrater sa peau lorsqu'elle est grasse, or toutes les peaux ont besoin d'hydratation ! Un manque d'hydratation procurera, au contraire, davantage de problèmes à ta peau. Sache que l'hydratation ne la rendra pas plus grasse contrairement à la nutrition. Rendez-vous page 39 pour connaître la différence entre hydrater et nourrir sa peau.

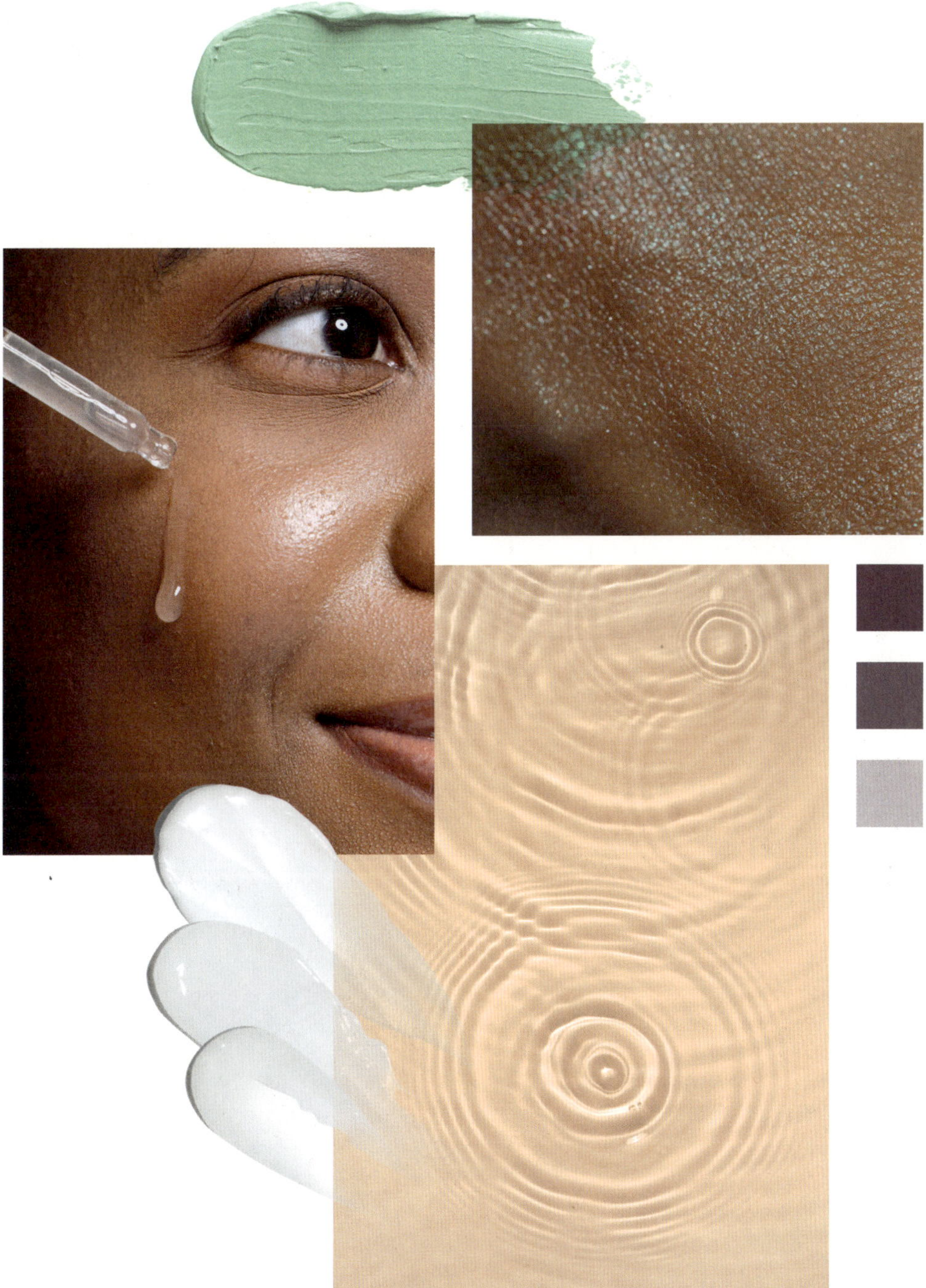

Ma routine peau mixte

Une peau mixte n'a pas de tendance prédominante. Elle est à la fois grasse (sur la zone médiane du visage) et normale ou sèche sur le reste du visage (joues et tempes).

POURQUOI AS-TU UNE PEAU MIXTE ?

Il peut s'agir encore une fois d'un facteur génétique mais aussi d'une utilisation non appropriée de produits *skincare* sur certaines parties du visage, d'une alimentation pas assez équilibrée, d'un stress régulier ou d'une fluctuation hormonale.

COMMENT EN PRENDRE SOIN ?

Une peau mixte a besoin à la fois d'une quantité suffisante de gras sur les parties sèches et d'une régulation du sébum sur les parties grasses. Une vraie science !

Les étapes de ta *skincare* :

Le matin :

- Un nettoyant ou non selon ton ressenti et ta production de sébum, libre à toi de sentir si tu en ressens le besoin
- Une lotion tonique
- Un sérum
- Un contour des yeux
- Une crème hydratante
- Une crème solaire SPF 50

Le soir :

- Un baume démaquillant
- Un nettoyant
- Une lotion tonique
- Un sérum
- Un baume, une crème ou une huile de nuit

À SAVOIR :

Je vais te conseiller des produits et actifs « stars » pour la peau mixte, mais cela ne veut pas dire qu'il faut construire sa routine avec tous ces produits.

Par exemple, il est possible d'avoir en état principal une peau terne et que tu recherches de l'éclat, donc pourquoi ne pas ajouter un sérum à la vitamine C stabilisée à la place du sérum hydratant ? Libre à toi de construire ta routine comme tu le souhaites selon tes problématiques et tes priorités.

Pour retrouver des références de produits purifiants et matifiants, rendez-vous page 26 (peau grasse).

Pour retrouver des références de produits hydratants, rendez-vous page 48 (peau déshydratée).

La peau mixte évolue régulièrement. Pour en prendre soin, il faut donc l'observer quotidiennement.

Quelques exemples :

Matin :

- Nettoyant : hydratant
- Lotion : purifiante (que sur le front, le nez et le menton)
- Sérum : hydratant
- Crème yeux : hydratante
- Crème visage : hydratante, mais pas trop riche
- Crème solaire : matifiante ou classique

Ou

Matin :

- Nettoyant : purifiant
- Lotion : hydratante apaisante
- Sérum : éclat vitamine C
- Crème yeux : hydratante
- Crème visage : hydratante apaisante
- Crème solaire : classique ou matte

Soir :

- Baume démaquillant
- Nettoyant : purifiant doux
- Lotion : hydratante
- Sérum : purifiant (que sur le nez, menton et front)
- Crème, huile de nuit : hydratant, apaisant

Ma routine peau sèche

Une peau sèche, au contraire d'une peau grasse, est une peau qui ne produit pas assez de lipide, de sébum. C'est une peau au ressenti inconfortable, qui tiraille tout le temps et souffre de desquamations, de rougeurs ou de lésions cutanées fréquentes surtout l'hiver. La peau se fissure légèrement parfois à cause du froid.

POURQUOI AS-TU UNE PEAU SÈCHE ?

C'est génétique principalement ! La peau sèche constitutionnelle ou innée produit naturellement peu de lipides. Néanmoins, sachez que l'influence hormonale et le vieillissement de la peau peuvent être des facteurs aggravant.

COMMENT EN PRENDRE SOIN ?

Une peau sèche a besoin d'une quantité appropriée de gras (lipides) et de « ciment » pour reconstituer les cellules fragilisées - comme l'actif star reconnu « les céramides » - afin qu'elle puisse restaurer sa barrière cutanée fragilisée qui ne retient plus l'eau.

La routine que je te préconise :

MATIN :

- Une lotion apaisante
- Un sérum apaisant
- Un contour des yeux hydratant
- Une crème de jour nourrissante riche
- Une crème solaire SPF50 riche

SOIR :

- Un baume ou une huile démaquillante
- Une mousse nettoyante apaisante
- Une lotion apaisante
- Un sérum hydratant réparateur
- Une huile ou crème de nuit riche et apaisante

Les actifs les plus efficaces sur les peaux sèches sont :

- les céramides
- la glycérine
- le squalane
- certains beurres et huiles végétales (voir page 101 la liste d'huiles à éviter et celles que je te recommande)
- Les oméga-3, 9, 6

La pollution, le froid et le vent sont des facteurs aggravants de sécheresse de la peau. Sois donc plus vigilant quant à son exposition.

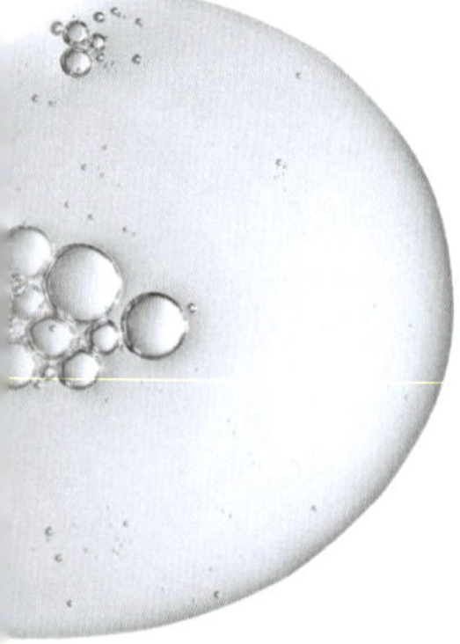

LES PRODUITS QUE JE TE RECOMMANDE :

Crèmes de jour :

- Baume hydratant, **CERAVE**, environ 5,90 €
- Ultra facial cream, **KIEHL'S**, 21 €
- Nutritic intense riche, **LA ROCHE-POSAY**, 22,30 €
- Crème visage nourrissante, **TYPOLOGY**, 25,90 €
- Crème riche nutrition intense et reconfort, **DR PIERRE RICAUD**, 39 €

Nettoyants :

- Huile lavante moussante hydratante, **CERAVE**, 12,90 €
- Huile nettoyante jojoba 04, **FACETHEORY**, 20 €

Le conseil skincare : n'oublie pas ton cou et ton décolleté durant ta skincare !

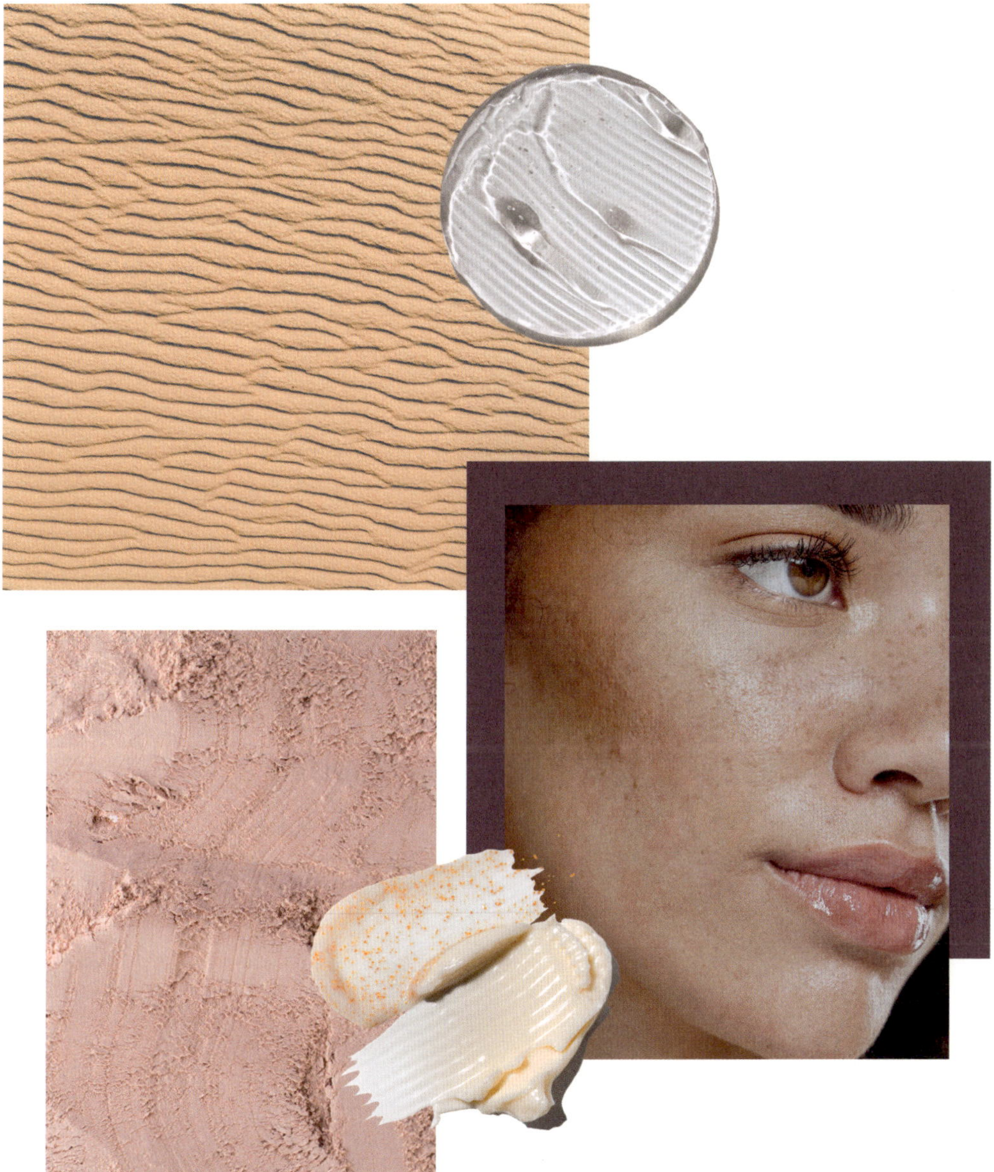

Lotions :

- Brume eau de raisin, **CAUDALIE,** 7,90 €
- Spray assainissant et apaisant serozinc, **LA ROCHE-POSAY,** 10,90 €
- Lotion tonique apaisante, **CLARINS,** 26 €

Sérums :

- Élixir aux prébiotiques, **NOOANCE,** 58 €
- The repair hero, **YEPODA,** 25 €
- Sérum apaisant & protecteur de la barrière cutanée, **THE ORDINARY,** 23 €
- Sérum apaisant antirougeurs evercalm, **REN CLEAN SKINCARE,** 52 €
- Cicalfate+ sérum restaurateur intense, **AVENE,** 28,90 €

Démaquillants :

- Beurre Démaquillant sublime camomille, **THE BODY SHOP,** 15 €
- Sensifine baume démaquillant, **SVR,** 14,50 €
- Melting balm cleanser, **BYOMA,** 19,90 €
- Vinoclea – huile de soin démaquillante, **CAUDALIE,** 10,30 €

Crèmes solaires :

- Crème onctueuse perfectrice de peau SPF 50+, **VICHY,** 14 €
- Crème anthelios, **LA ROCHE-POSAY,** 16,90 €
- Photoderm – crème SPF 50+, **BIODERMA,** 10,70 €

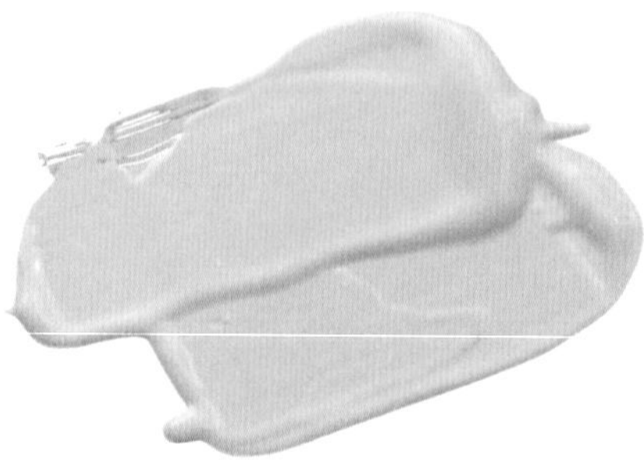

Peau déshydratée et peau sèche : quelles différences ?

Il peut paraître un peu compliqué de comprendre la différence entre une peau sèche et une peau déshydratée. Alors, je t'explique !

Une peau déshydratée est tout simplement une peau qui manque d'eau. La peau a donc soif. La barrière hydrolipidique se déséquilibre et laisse l'eau s'évaporer. C'est un état passager lié à différents facteurs qui se résout vite par des soins et des gestes adaptés. La déshydratation de la peau est donc un état réparable. La peau déshydratée n'est pas un type de peau mais un état de peau.

Une peau sèche, en revanche, est une peau qui manque de gras. En effet, les acides gras qui permettent de lier les cellules de l'épiderme entre elles ne sont pas suffisamment présents à la surface de la peau. C'est une caractéristique dite génétique, c'est-à-dire que la peau, naturellement, ne produit pas assez de lipides. Il lui faut donc apporter quotidiennement une quantité appropriée de gras afin qu'elle puisse restaurer la barrière cutanée. La peau sèche est un type de peau.

La sécheresse de la peau, même si elle est souvent génétique, varie aussi beaucoup selon l'âge, l'état hormonal, l'alimentation, les saisons, l'utilisation de nettoyants trop moussants, etc. La composition en acides gras du ciment intercellulaire dépend de tout cela ! C'est donc un équilibre qui peut être complexe à trouver selon les saisons et les moments de vie.

COMMENT RECONNAÎTRE UNE PEAU SÈCHE D'UNE PEAU DÉSHYDRATÉE ?

Pour reconnaître une peau sèche d'une peau déshydratée, il suffit de faire un état des lieux de ta peau.

* Une peau sèche est une peau inconfortable toute l'année, que tu sois chez toi à travailler ou profiter d'un moment détente, que tu sortes faire du shopping ou ailles déjeuner. La peau sèche tiraille et souffre de desquamation, de rougeurs, de lésions cutanées fréquentes... Elle est également plus fine, plus fragile, terne et manque de souplesse. Le grain de peau est irrégulier et parfois rugueux.

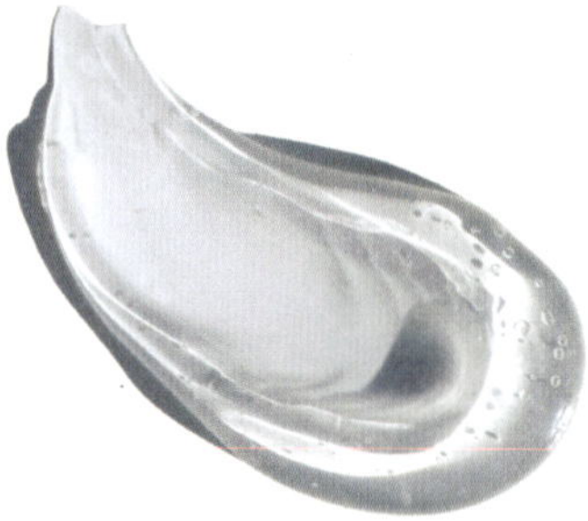

* Une peau déshydratée est une peau dont l'inconfort est localisé sur certaines zones de votre visage, comme les joues, et reste ponctuel. La déshydratation est causée selon différents facteurs externes : le froid, le vent, les rayons UV, le chauffage, la climatisation, la fatigue, le stress, la pollution, une alimentation non équilibrée, le tabac, l'alcool, l'utilisation de cosmétiques trop agressifs, la prise de médicaments, le port du masque...

Peau sèche : manque de sébum.

Peau déshydratée : manque d'eau.

Pour mieux comprendre le phénomène peau sèche/peau déshydratée, il est essentiel de connaître la composition de ta peau. La peau est constituée d'eau et de gras. L'eau est un élément important dans la peau, puisque le tissu cutané en est constitué à 70 %, dont les ⅔ sont présents dans le derme et près d'⅓ dans l'épiderme. Naturellement, l'eau contenue dans la peau s'évapore, c'est ce qu'on appelle la perte insensible en eau. Pour limiter cette évaporation, la couche cornée, qui est la couche cellulaire la plus superficielle de l'épiderme, possède une barrière protectrice. Cette barrière est constituée d'eau (notamment de sueur), et surtout de gras, appelé aussi lipides, composé essentiellement de céramides, de cholestérol naturel et d'acides gras : c'est le fameux film hydrolipidique. Mais il arrive que cette barrière naturelle soit fragilisée et l'eau peut ainsi s'évaporer. La peau perd de sa vitalité, elle tiraille et devient inconfortable.

Ma routine peau normale

Une peau normale ne présente pas de problèmes particuliers. Ni trop grasse, ni trop sèche, elle est assez équilibrée et confortable.

POURQUOI AS-TU UNE PEAU NORMALE ?

Tu as sûrement hérité de cette peau d'un de tes parents et/ou tu as une très bonne hygiène de vie qui équilibre ta peau (alimentation saine, peu de stress, du sport...). Mais ne fais pas d'amalgame, tu peux avoir une aussi belle hygiène de vie que quelqu'un qui a une peau normale et pourtant avoir la peau grasse et de l'acné. C'est simplement une certitude que les personnes ayant une peau normale ont une bonne hygiène de vie, et surtout beaucoup de chance d'avoir cette nature de peau

COMMENT EN PRENDRE SOIN ?

Une peau normale doit être chouchoutée autant que les autres peaux. Même si elle ne présente pas d'imperfections, elle doit tout de même être hydratée et nettoyée pour rester telle qu'elle est le plus longtemps possible.

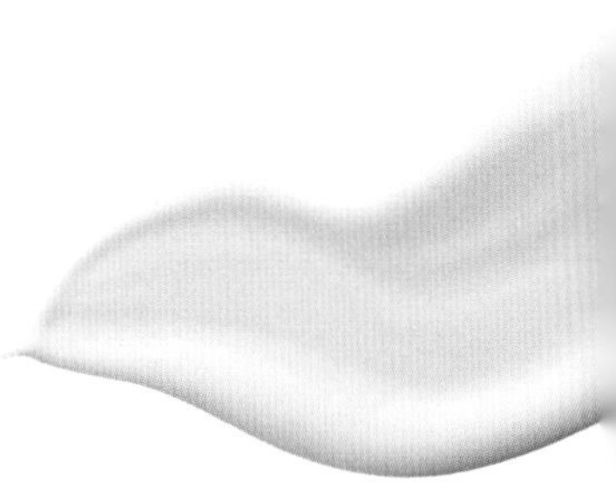

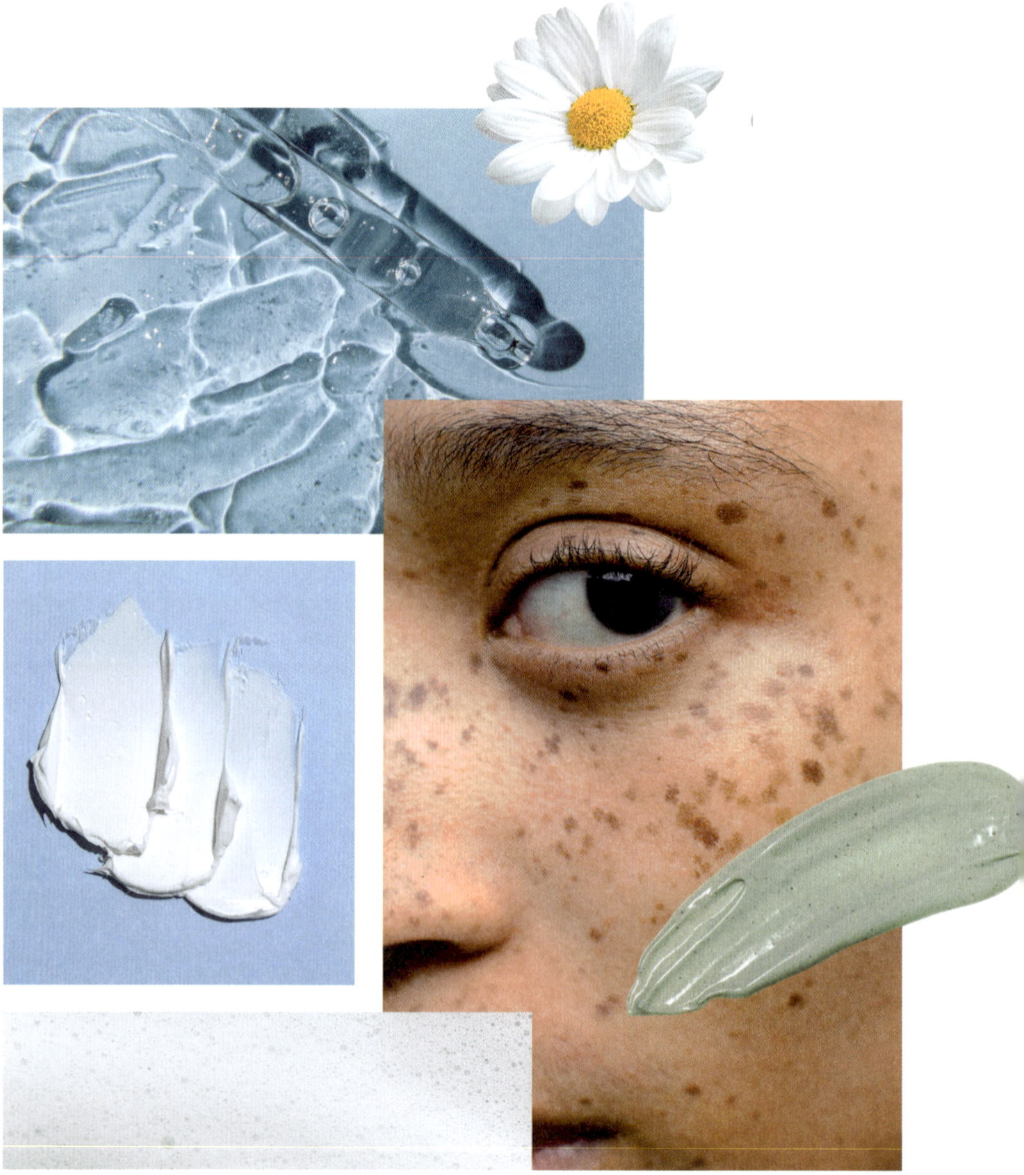

La routine que je te préconise :

Le matin :

- Une lotion
- Un sérum
- Une crème yeux
- Une crème visage
- Une crème SPF50

Le soir :

- Un démaquillant
- Un nettoyant
- Une lotion
- Un sérum (facultatif)
- Une crème ou huile de nuit

Les actifs au top pour une peau normale sans aucun problème :

- Acide hyaluronique
- Aloe vera
- Soja
- Camomille
- Calendula
- Céramides

Les produits que j'adore :

- Vinoclean - lotion tonique hydratante, **CAUDALIE** – 10,30 €
- Sérum acide hyaluronique 2 % + B5, **THE ORDINARY** – 10,90 €
- Gel moussant, **CERAVE** – 12,90 €
- Mousse nettoyante, **AVENE** – 14,69 €
- Super hydratant jour - All day hydrator, **SEPHORA COLLECTION** – 15,99 €
- Soy face cleanser, **FRESH** – 16 €
- Gel-crème hydratant, **BYOMA** – 16 €
- Eau thermale - crème d'eau, **URIAGE** – 16, 95 €

Lorsque notre peau ne présente pas d'imperfections, on a tendance à peu s'en occuper ! C'est une erreur à ne pas faire pour pouvoir garder son glow inné !

États des peaux

3

La peau sensible

Une peau sensible est une peau qui réagit fortement aux agressions extérieures (température, produits, frottements, tissus, bactéries, parfum...), mais aussi aux émotions (stress...), à l'alimentation, à certains cosmétiques, actifs et soins. Elle peut devenir rouge, mais aussi démanger, tirer, picoter, brûler...

La raison ? Sa barrière cutanée est fragilisée et son épiderme est enflammé. Mais aussi les fibres nerveuses à la surface de la peau sont très sensibles et produisent des neuromédiateurs de l'inflammation, ce qui est propice à une inflammation cutanée par la suite.

Il ne faut pas exfolier la peau lorsqu'elle est sensible, ni avec l'acide lactique, ni avec l'acide azélaïque. En revanche, quand la peau devient moins sensible, il est possible de tester l'une de ces deux molécules prudemment. Mais garde bien en tête que, souvent, les peaux sensibles sont difficiles, voire impossibles à exfolier.

Tous les types de peaux peuvent donc être sensibles.

COMMENT EN PRENDRE SOIN ?

Il faut chouchouter sa barrière cutanée pour lui donner la force de repousser les agressions extérieures, l'apaiser et la rééquilibrer, utiliser des produits cosmétiques aux formules courtes et minimalistes pour minimiser le risque de réactions anormales à certains ingrédients et actifs.

LES DÉMANGEAISONS

Mais pourquoi ça me gratte ?

Parfois ton visage te démange et tu ne sais pas vraiment pourquoi. Il y a plusieurs raisons à cela :

- Une peau sèche (voir page 35)
- Un problème cutané type psoriasis, eczéma, urticaire...
- Une allergie (de contact ou alimentaire)
- Une réaction à des médicaments
- Un champignon cutané, une mycose...

COMMENT APAISER TES ROUGEURS ?

Si tu souffres de problèmes cutanés, d'allergies ou de champignons, ton médecin ou ton dermatologue te prescrira les produits pour te soigner. En revanche, si tu as une peau sèche sujette à l'eczéma, je te conseille la routine peau sensible :

Les actifs les plus efficaces contre la sensibilité sont :

- La centella asiatica
- Le miel (de manuka ou d'Ouessant)
- Le niacinamide (vitamine b3)
- Le panthénol (pro vitamine b5)
- L'extrait d'avoine/avoine colloïdal
- L'extrait de camomille
- L'extrait de calendula
- Le bisabolol
- Le rhamnose
- L'alpha glucan oligosaccharide
- L'aloe vera

Les produits que je te recommande :

- Cicapair, masque sérum apaisant a l'herbe du tigre, **DR.JART +** – 8,50 €
- Crème réparatrice au miel de Manuka IAA10+, **CICAMANUKA** – 10,55 €
- Sensifine, dermonettoyant, **SVR** – 15,50 €
- Sensifine, huile de nuit, **SVR** – 20 €
- Sérum apaisant et protecteur de la barrière cutanée, **THE ORDINARY** – 23 €
- Sérum Toleriane ultra dermallergo, **LA ROCHE-POSAY** – 25 €
- Cicalfate+ sérum restaurateur intense, **AVENE** – 28,90 €
- Floral Recovery Calming Mask – **FRESH**, 29 €
- Calendula Herbal Extract-Toner, **KIEHL'S** – 40 €
- Evercalm, sérum apaisant antirougeurs, **REN CLEAN SKINCARE** – 52 €
- Créaline, Défensive sérum, **BIODERMA**
- Baume protect+ sensifine, **SVR**

La peau déshydratée

Une peau déshydratée est tout simplement une peau qui manque d'eau. Sa barrière hydrolipidique se déséquilibre et laisse l'eau s'évaporer. C'est une peau qui tiraille et sur laquelle on peut apercevoir des stries de déshydratation.

POURQUOI AS-TU LA PEAU DÉSHYDRATÉE ?

C'est un état passager lié à différents facteurs comme les grandes variations de températures (le froid ou le chaud favorisent la déshydratation), les produits et actifs trop décapants et l'utilisation trop nombreuse de produits purifiants, exfoliants qui manque d'actifs hydratants mais aussi la cigarette, la vaporette, l'alcool, etc.

COMMENT EN PRENDRE SOIN ?

Tu dois apporter à ta peau des actifs spécifiques dont elle a besoin et qu'elle produit souvent d'elle-même d'ailleurs ! Mais si elle est déshydratée, c'est qu'elle en manque naturellement. Il faut donc compenser cette perte.

Je ne peux pas te proposer une routine hydratante type, car la peau déshydratée peut concerner tous les types de peaux. C'est à toi de construire ta routine et d'ajouter des actifs et des produits hydratants selon ton type de peau et autres problématiques. Par exemple, si tu as une routine peau grasse et anti-imperfections, remplace la lotion purifiante par une hydratante. Le sérum du matin peut être aussi ultrahydratant et celui du soir purifiant. La crème de jour peut être très hydratante, mais en restant légère. Idem pour la peau mixte, et pour la peau sèche, toutes tes étapes peuvent être ciblées sur la nutrition, mais le nettoyant et le sérum peuvent être hydratants !

Le conseil skincare : n'oublie pas ton cou et ton décolleté durant ta skincare !

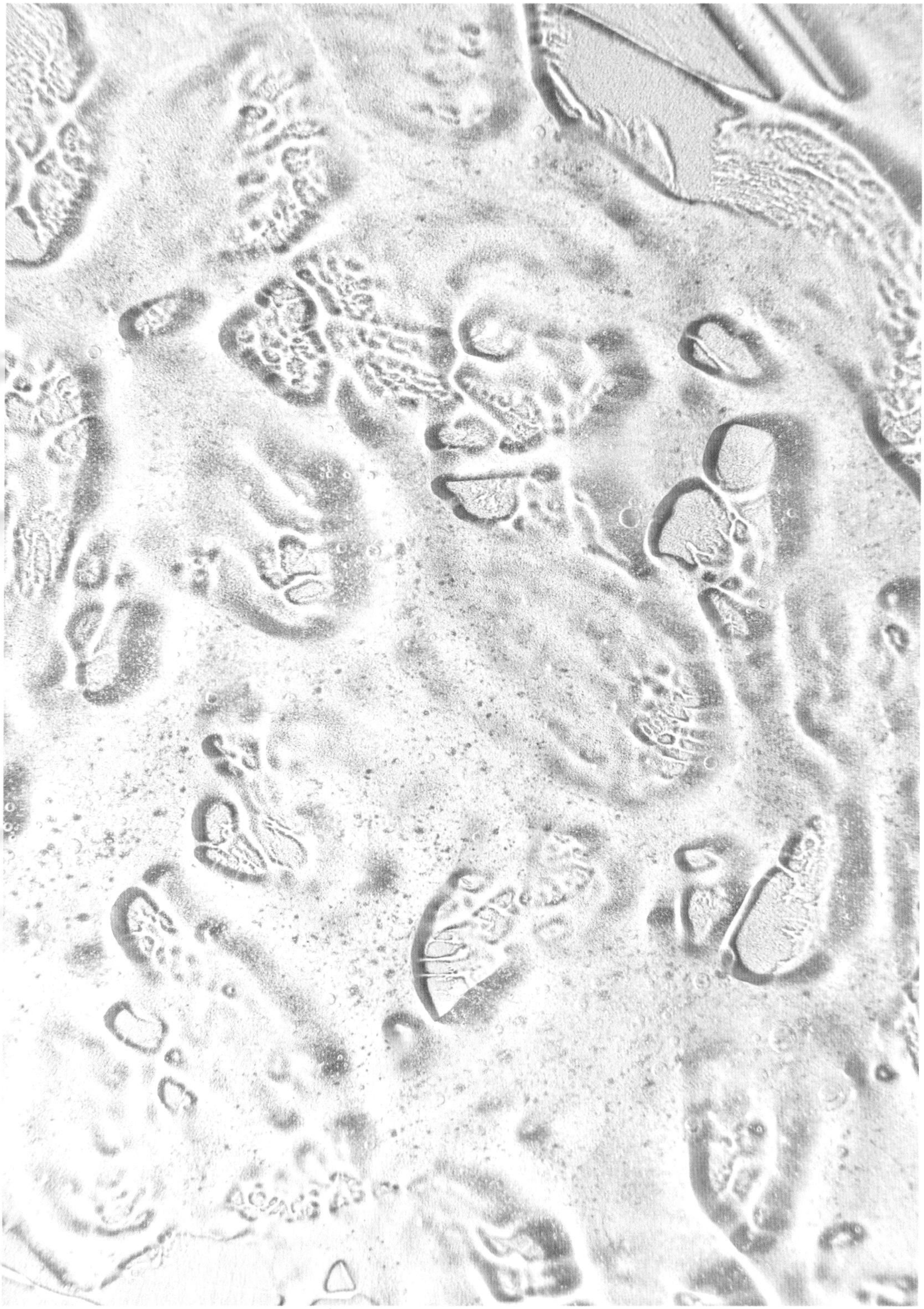

Voici quelques actifs efficaces et très hydratants :

- les acides hyaluroniques
- les céramides
- l'aloe vera
- l'édulis

Voici quelques produits très efficaces :

Sérum

- Sérum Hydratant, **BYOMA** – 17 €
- Sérum Hydratation Non-stop 100 h, **YVES ROCHER** – 25,90 €
- Sérum minéral 89 booster quotidien fortifiant et repulpant, **VICHY** – 24 €
- Sérum hydratant acide hyaluronique, **CERAVE** – 21,99 €

Crèmes

- Gel Crème Hydratation Non-Stop 48 h, **YVES ROCHER** – 19,99 €
- Ceramidin, crème Nourrissante Visage, **DR.JART+** – 45 €
- Bio-Active céramide repairing and plumping moisturizer, **THE INKEY LIST** – 19,90 €
- Crème hydratante peptides collagène, **OLEHENRIKSEN** – 19,90 €
- Ultra Facial Cream, **KHIEL'S** – 22 €
- Moisturizing gel cream, **BYOMA** – 16 €

Lotions

- [B3] Essence Hydra, **SVR**, 23,90 €
- Eau de Raisin, **CAUDALIE** – 8,90 €
- Lotion Tonique Hydratante, Vinoclean, **CAUDALIE** – 15,50 €
- Hyaluronic ceramide mist, **DERMALOGICA** – 53 €
- Rose Deep Hydration Facial Toner, **FRESH** – 28 €

Quand j'étais plus jeune et que j'avais la peau grasse et acnéique, je me suis tellement concentrée sur les produits exfoliants pour enlever mes boutons que j'en ai complètement oublié les soins hydratants. Résultat : aujourd'hui ma peau est déshydratée et sensible car je l'ai trop « agressée ». N'oublie donc jamais d'hydrater ta peau, ce n'est pas cela qui générera plus de boutons.

La peau terne

Une peau terne est une peau qui est un peu grise, qui manque de lumière et a souvent des imperfections ou quelques taches.

POURQUOI AS-TU LA PEAU TERNE ?

L'hygiène de vie est souvent responsable d'un teint terne. Le manque de sommeil, le stress, une alimentation déséquilibrée, un mauvais nettoyage de peau, la consommation de tabac et aussi la pollution des villes sont les principaux responsables d'un teint terne, voire grisâtre.

COMMENT EN PRENDRE SOIN ?

Il faut déjà commencer par rétablir une bonne hygiène de vie : plus d'heures de sommeil, une alimentation saine (tout en se faisant plaisir !), mais aussi des activités relaxantes et sportives ! Bien sûr, il est important d'éviter la cigarette autant que possible, car elle est responsable d'un teint grisâtre.

Si ta peau manque donc d'éclat et de fraîcheur, je te propose quelques actifs et produits !

* Si tu as une routine peau grasse, ton sérum du matin peut être anti teint terne à la vitamine C et le soir ton sérum peut être purifiant et ton soin de nuit « éclat ».
* Si ta peau est sèche, applique une huile de nuit le soir enrichie en actifs boosters d'éclat (comme l'huile C.E.O. Glow vitamine C + curcuma de Sunday Riley). Si ta peau est mixte, ta crème hydratante peut être à la vitamine C.

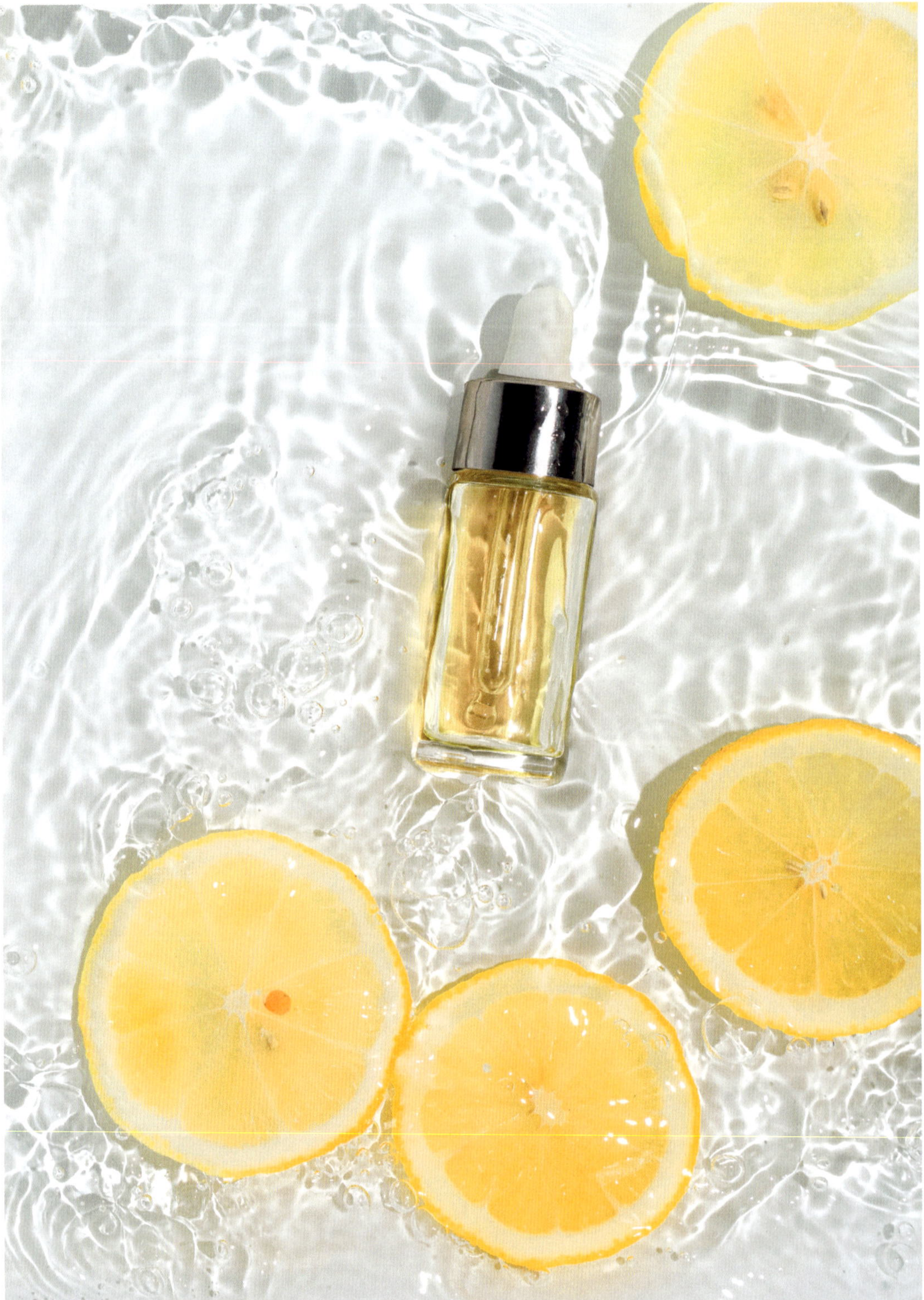

LA BONNE IDÉE

Une fois par semaine, tu peux faire un masque antioxydant et éclat, voici mes préférés :

- [C] Masque anti-ox, **SVR** – 32,90 €
- Ginzing, masque éclat, **ORIGINS** – 36 €
- Red Pepper Paste Mask, **ERBORIAN** – 39 €
- Superberry Hydrate + Glow Dream Mask, **YOUTH TO THE PEOPLE** – 42 €

Les actifs reconnus efficaces antiteint terne :

- la vitamine C
- les acides alpha hydroxylé (AHA)
- certaines huiles végétales : carotte, rose musquée
- le piment rouge
- l'acide férulique
- le yuzu/citron (en hydrolat, crème, sérum)

Les produits que j'adore :

- Fresh pressed, booster quotidien vitamine C pure 10 %, **CLINIQUE** – 15,50 €
- Revitalift clinical sérum 12 % vitamine C pure, **L'ORÉAL** – 19,99 €
- Radian-C, crème hydratante, **LANEIGE** – 29,90 €
- Sérum pure vitamine C10, **LA ROCHE-POSAY** – 36 €
- C.E.O. Glow vitamine C + curcuma, **SUNDAY RILEY** – 43 €
- Skin therapy, huile visage multiperfectrice – 49,90 €
- C.E.O. Afterglow, gel-crème à la vitamine C, **SUNDAY RILEY** – 65 €

La peau stressée

Lorsque l'on est stressé, notre corps sécrète une hormone, le cortisol, qui, à haute dose, a des effets négatifs sur l'ensemble de notre organisme. Inflammation, production accrue de sébum, sécheresse, problèmes de pigmentation, rougeurs, etc., sont autant de réactions indésirables du stress sur notre épiderme !

POURQUOI TA PEAU EST-ELLE STRESSÉE ?

Le stress que tu vis est sûrement trop intense et tu n'as pas encore trouvé la manière de le gérer efficacement. Le stress fait partie de nos vies, il n'est pas forcément mauvais, il peut d'ailleurs être un vrai moteur pour se donner à fond et réussir ! Mais lorsqu'il est trop souvent répété et difficilement maîtrisé, il est bon de mettre en place de nouvelles actions pour aller mieux ! Car ta peau, comme nous l'avons vu plus tôt dans le livre, réagit à TOUT ce que tu vis, que ce soit positif ou négatif.

COMMENT EN PRENDRE SOIN ?

La première chose à faire et la plus essentielle avant d'appliquer le moindre produit *skincare* est de soigner l'origine de ton stress, ou, en tout cas, de trouver des moyens de l'apaiser. Essayer une nouvelle activité, sortir davantage avec ses amis, ralentir son rythme quotidien, apprendre quelques techniques toutes simples de relaxation comme la respiration ou la méditation sont des objectifs à suivre pour faire baisser sa dose de stress. Plus tu arriveras à calmer ton stress, plus ta peau te remerciera ! Et ce sera visible rapidement.

Le stress peut être à l'origine de nombreuses maladies de peau, comme le psoriasis, la dermatite atopique ou séborrhéique, l'herpès, mais aussi l'acné !

Lorsque j'ai un gros coup de stress, ma peau fait des plaques rouges sur les joues et le décolleté et j'ai même quelques ganglions dans le cou ou sous les aisselles. Cela dure quelques jours et ça s'en va tout seul si je me calme !

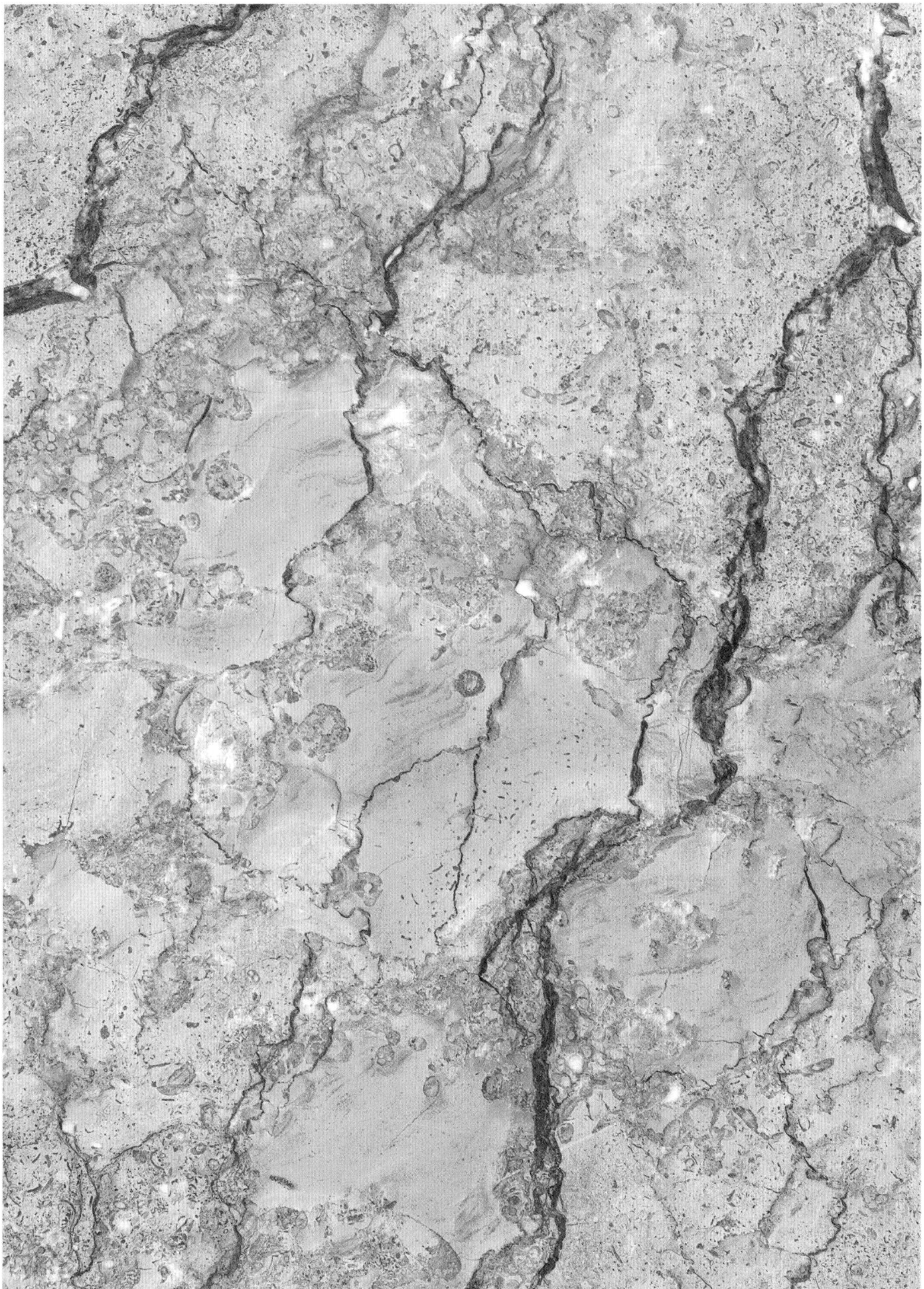

Les problèmes de peau

4

Les boutons

On les déteste tous, mais, malheureusement, personne n'y échappe vraiment, même les peaux sèches peuvent parfois en avoir !

POURQUOI UN BOUTON APPARAÎT-IL ?

Un bouton pointe son nez lorsque le sébum est en trop grande quantité dans les pores et qu'il ne s'évacue plus correctement. On arrive donc dans une zone à risques où les mauvaises bactéries vont se multiplier ! Et hop, un bouton !

DE QUOI EST-IL FAIT ?

Un bouton se compose de sébum, de peaux mortes, de pus et d'une réaction inflammatoire. Bon appétit !

POURQUOI FABRIQUE-T-ON TROP DE SÉBUM ?

Il y a plusieurs raisons. La première peut être hormonale, les hormones influent sur la production de sébum, voilà pourquoi à l'adolescence (l'âge des grandes variations hormonales), nous avons plus de boutons ! Notre peau peut aussi produire du sébum à cause de mauvais produits de soins ou de cosmétiques qui graissent l'épiderme. Et enfin, comme je vous le disais quelques pages auparavant, le sébum va de pair avec une mauvaise hygiène de vie (alimentation trop grasse, cigarette...).

**Le conseil skincare : Lave-toi les dents avant ta skincare routine et ton nettoyage de peau !
Les résidus de dentifrice peuvent créer des boutons et des dessèchement cutané.**

QUELS SONT LES DIFFÉRENTS TYPES DE BOUTONS ?

* **Les microkystes :** il s'agit de boutons non inflammatoires dans lesquels le pus s'est engorgé. Ils ne sont pas très visibles et restent plutôt discrets. (On ne les déteste pas trop.)
* **Les boutons blancs :** on peut dire qu'il s'agit d'un microkyste qui aurait grossi et qui serait devenu donc plus visible à cause de son excès de pus. On est souvent tenté de les percer, mais ce n'est pas toujours une bonne idée car cela peut empirer les choses, voire créer des cicatrices sur la peau !
* **Les points noirs :** vous les connaissez déjà sûrement car on en parle beaucoup. Situés sur la zone T (front, nez, menton), les points noirs apparaissent sous l'excès de sébum. Leur couleur noire vient de l'oxydation du bouchon de sébum au contact de l'air libre. Ils font partie des signes de l'acné.
* **Les papules :** ce sont des boutons rouges assez douloureux quand on les touche à cause de l'inflammation de la peau autour. Il ne faut JAMAIS les percer.
* **Les pustules :** à la différence des boutons blancs, les pustules sont enflammées et très rouges avec un contenu jaunâtre. Il faut les percer et faire sortir le pus pour éviter une inflammation plus importante sur ta peau.
* **Les kystes :** ce sont des boutons qui se sont formés profondément sous la peau faisant apparaître des zones rouges assez larges. Dans ce cas, il faut se faire prescrire un traitement spécial.

COMMENT VENIR À BOUT DES BOUTONS ?

* S'il s'agit d'une acné constante, qui ne s'en va jamais, il faut consulter un dermatologue pour avoir un traitement antibiotique.
* Si tu as des boutons hormonaux, mais pas constants 7 jours/7 toute l'année, tout peut s'arranger avec une alimentation plus saine (voir page 74), la prise quotidienne de compléments alimentaires (voir page 86) et bien évidemment des actifs ciblés contre les points noirs et les boutons !

Les actifs stars contre les boutons et les points noirs :

- L'acide salicylique
- Le zinc
- La propolis
- La menthe
- Le charbon
- L'argile verte
- Le soufre

Tu retrouveras ces actifs dans les nettoyants, lotions, sérums, crèmes, masques, de la page 26 sur les actifs et produits recommandés pour peaux grasses.

LA BONNE SOLUTION : LE PATCH

Le patch est efficace, surtout si tu as une peau sèche ! Avec une peau sèche, on ne peut pas se permettre d'utiliser un nettoyant, une lotion, un sérum ou encore une crème purifiants. Cela n'est absolument pas adapté et ne concerne que les peaux mixtes et grasses. Le patch local est donc la meilleure solution ! Et même si tu as la peau mixte ou grasse, c'est la solution la plus hygiénique pour isoler le bouton d'une éventuelle prolifération de bactéries.

Mes recommandations de patchs pour les boutons sont ceux de la marque Focus *skincare*, c'est pour moi le meilleur niveau rapport qualité/prix.

Tips quotidiens qui peuvent diminuer et éviter l'apparition de certains boutons !

1. Désinfecter tous les jours son téléphone avec une petite lingette. On traîne nos téléphones partout, ils sont de vrais nids à bactéries !

2. Changer ses taies d'oreiller une fois par semaine. Dans nos cheveux, on compte un nombre incalculable de bactéries et de microbes contagieux qui se collent sur l'oreiller et se mettent sur la peau. Si vous avez des boutons sur les joues, tempes, bord du crâne et côté du visage, cela peut être la raison !

3. Nettoyer ses pinceaux de maquillage au moins une fois par semaine. Normalement, ça devrait être après chaque utilisation, mais c'est un peu compliqué car il faut le temps que ça sèche. L'idéal ? Avoir deux sets de pinceaux.

Concernant les *beauty blender* (les éponges à fond de teint), il faut absolument les nettoyer à chaque utilisation, elles contiennent énormément de bactéries et de fond de teint qui macèrent, et peuvent être responsables d'imperfections.

La génétique joue son rôle dans la survenue des boutons. Mais, si tu ne peux changer la génétique, les facteurs de stress, d'alimentation ou de pollution sont davantage à ta portée.

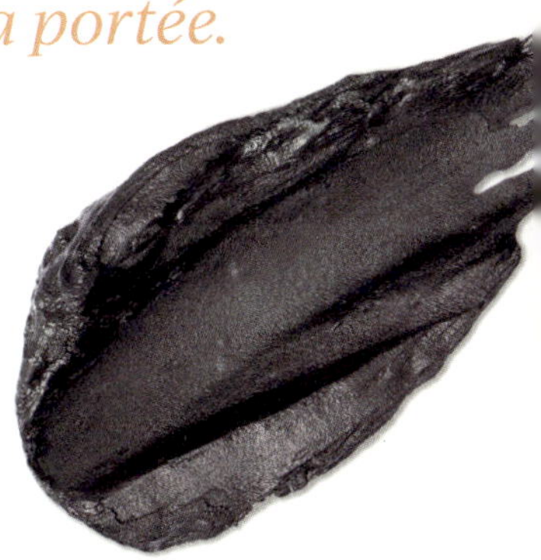

Les cernes et les poches

[Les cernes]

C'est une coloration plus foncée de la peau sous la paupière inférieure de l'œil.

POURQUOI AS-TU DES CERNES ?

Il existe plusieurs types de cernes et donc plusieurs causes.

* **Le cerne marron ou pigmentaire :** dû à une hyperpigmentation de la peau, en particulier chez les peaux mates.
* **Le cerne bleuté ou vasculaire :** dû aux vaisseaux sanguins congestionnés sous la peau qui se voient sur les peaux fines et claires.
* **Le cerne creux ou structurel :** dû au squelette naturel du visage qui forme une ombre sous l'œil.

COMMENT LES ATTÉNUER ?

Le niacinamide, l'acide hyaluronique et la caféine sont les actifs les plus reconnus et efficaces pour atténuer les cernes pigmentaires marron ou vasculaires bleu violacé. Il y a aussi un actif moins connu, mais encore plus efficace qui se nomme le Thiamidol que l'on retrouve seulement chez la marque Eucerin.

Utiliser un contour des yeux contenant ces actifs aura pour rôle de réduire la production de mélanine sur la peau des yeux qui est très fine et qui fonce rapidement, et de légèrement dégonfler la peau.

VOICI QUELQUES PRODUITS CONTOURS DES YEUX ASSEZ EFFICACES :

- Antipigment, soin contour des yeux illuminateur, **EUCERIN** – 28,99 €
- Vinoperfect, soin éclaircissant regard, **CAUDALIE** – 30,90 €
- Larmes de fantôme, **GARANCIA** – 39,99 €

[Les poches]

Il existe deux types de poches : la poche d'eau et la poche de graisse.

LA POCHE ADIPEUSE

Cette poche ressemble à un gonflement de la paupière inférieure et ne disparaît pas de la journée, tout simplement parce qu'elle est faite de graisse. Elle est plus visible avec le temps, le relâchement de la peau favorisant la descente de la graisse vers le bas.

S'il n'existe pas de solution miracle naturelle, il peut être très intéressant de prévenir l'arrivée de poches adipeuses (notamment si tes parents en ont) en favorisant le bon vieillissement des tissus.

LA POCHE AQUEUSE

Cette poche concerne à peu près tout le monde au réveil ! La nuit, la position allongée favorise le ralentissement de la circulation sanguine et la rétention d'eau, notamment autour des yeux. Résultat : le matin, on a les yeux gonflés ! Mais pas de panique, il existe des solutions pour les faire disparaître rapidement.

COMMENT ATTÉNUER LES POCHES AQUEUSES ?

Les poches d'eau sont plus ou moins visibles chez certaines personnes qui ont une plus grande rétention d'eau ou chez celles qui mangent salé et qui boivent de l'alcool. Si tes poches te gênent au réveil et que tu trouves qu'elles mettent trop de temps à s'estomper tu peux essayer ces solutions :

Le massage drainant

Voici le massage qui stimule la circulation sanguine et lymphatique :

[1] Réalise 5 pressions légères dans les coins internes de l'œil avec tes majeurs.

[2] Place tes doigts à plat sous tes yeux et fais un quart de rotation de tes mains vers l'extérieur. Recommence en décalant tes doigts d'un demi-centimètre. Recommence 3 fois le processus.

[3] Reproduis le même mouvement que pour l'étape 2, mais cette fois-ci juste sous les sourcils.

[4] Lisse les côtés de ton cou, des tempes aux clavicules trois fois de suite.

[1]

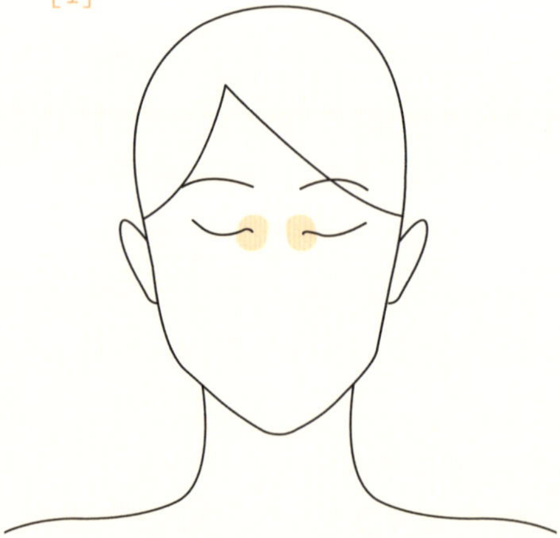

[2]

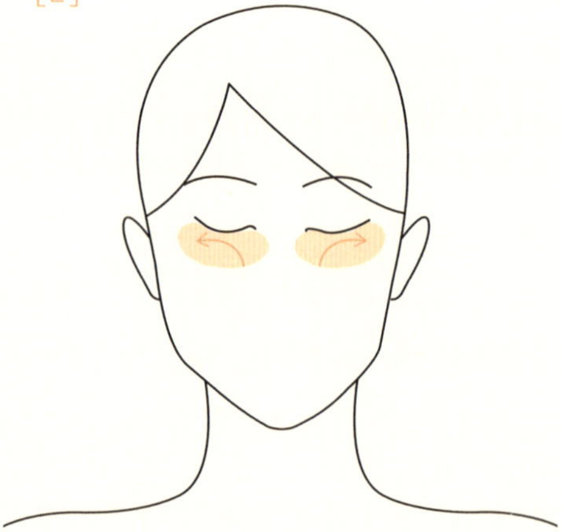

Un massage à réaliser avec sa crème
pour les yeux ! Et en plus il détend !

[3]

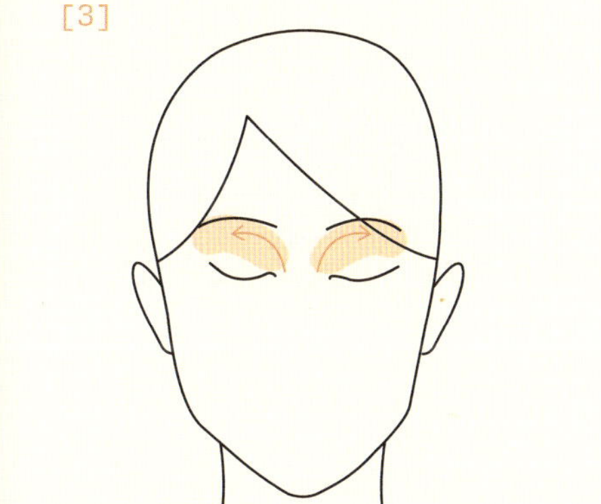

[4]

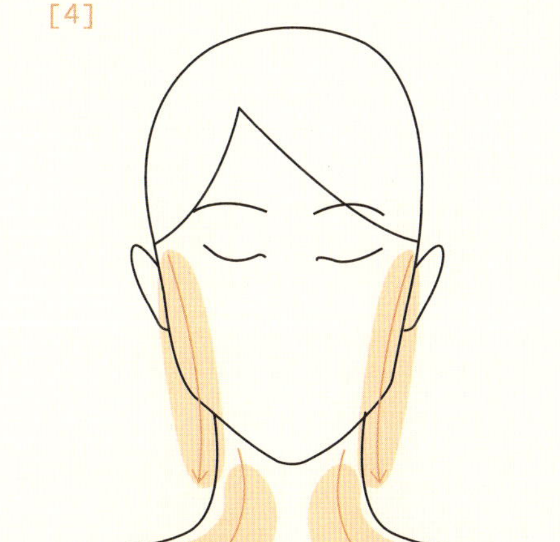

La technique du froid :

Je vois beaucoup de personnes appliquer des glaçons directement sous leurs yeux. Je te le déconseille fortement ! Un glaçon peut brûler ta peau parce que c'est bien trop froid, et ça sensibilise beaucoup la zone !

Le mieux à faire est d'utiliser des outils qui se vendent un peu partout maintenant, souvent en métal, qui sont naturellement frais. Tu peux tout de même les placer au frigo (pas au congélo !) pour plus d'efficacité. Ce froid apporte une vraie action décongestionnante pour diminuer les poches et les yeux gonflés.

Les outils qui utilisent le froid :

- Ice globes (globes en verre), **REVOLUTION SKINCARE** – 12,99 €
- Métal roll-on, **OSALADI** – 26,99 €
- Cryo sticks ice globes, **PFEFE** – 29,99 €

Encore plus cool : la crème contour des yeux avec un embout massant frais en métal ou des petites billes massantes et drainantes ! Cela permet de masser et de décongestionner le contour de l'œil directement en appliquant le produit en même temps.

Voici quelques références :

- Revitalift filler [+ acide hyaluronique] yeux, **L'ORÉAL** – 18,99 €
- Sérum regard défatigant, **SEASONLY** – 35 €
- Even better eyes, soin éclat correction cernes, **CLINIQUE** – 49 €
- Soin intense contour des yeux, **NOOANCE** – 58 €

Pour être honnête avec vous, il est quand même difficile d'obtenir de grands résultats si vous avez des cernes foncés et marqués, parce qu'ils sont bien souvent génétiques. La peau du contour de l'œil est la plus fine de tout notre corps, donc on y voit en transparence l'ossature de l'œil, notamment les os ethmoïde et lacrymal. On perçoit aussi les veines et leurs couleurs bleues/violacées, la couleur du sang, ce qui forme uniformément cette couleur brune fréquemment observée, qui s'amplifie chez les personnes de peau un peu mate et foncée. Ce brun peut s'atténuer avec les techniques énoncées plus haut, mais pas disparaître réellement.

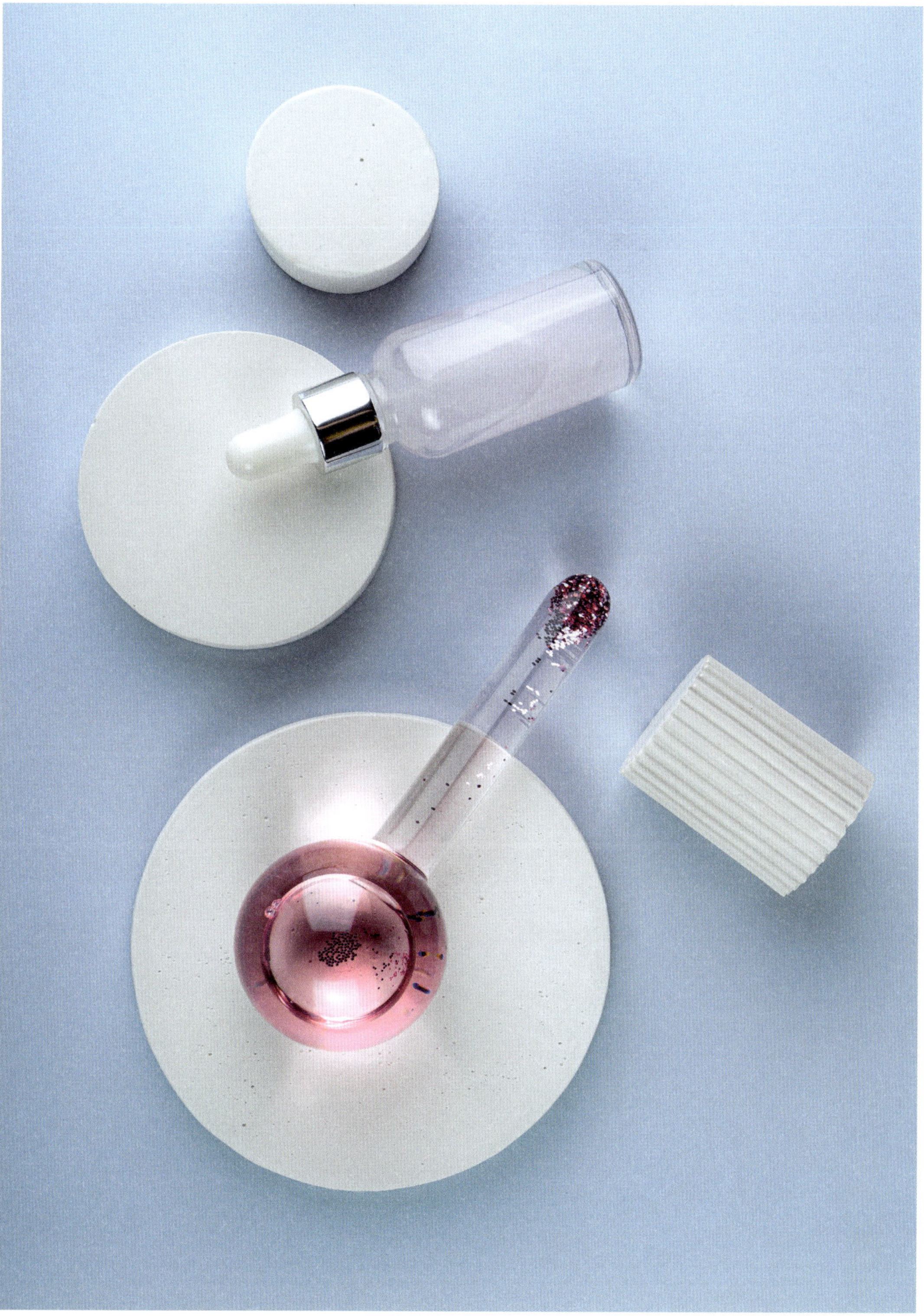

Les cicatrices et les taches

Certaines personnes cicatrisent rapidement tandis que d'autres « marquent » plus vite. La nature de peau est différente pour chacun, c'est pourquoi tu as peut-être des marques ou des cicatrices après avoir eu un bouton.

Il existe deux types de cicatrices qui peuvent se former à cause de l'acné. Il est important de les dissocier, car elles ne se traitent pas de la même façon.

LES CICATRICES ATROPHIQUES

Ce sont celles qui forment un creux dans la peau. Ce sont les plus courantes. Elles sont causées par des blessures, des infections, de l'acné, etc.

Il n'y a aucun produit efficace contre les cicatrices atrophiques. Ce qui peut vraiment fonctionner, ce sont des soins profonds médicaux comme le laser, le microneedling, la radio fréquence et les peelings médicaux. Ces soins sont à réaliser chez un médecin ou un dermatologue, jamais chez une esthéticienne.

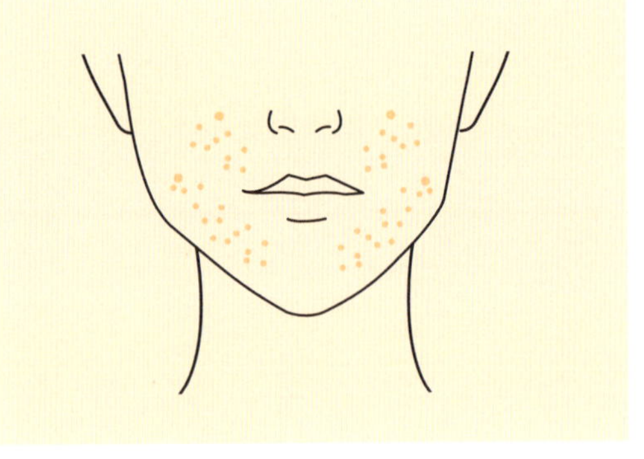

Cicatrices atrophiques

LES CICATRICES PIGMENTAIRES

Physiquement, elles sont lisses et la peau ne présente pas de creux ni de trous. En revanche, elles sont plus foncées que votre carnation de peau. Chez les peaux blanches, elles sont d'abord rouges et finissent par devenir brunes si on ne les traite pas bien. Chez les peaux foncées, elles sont directement brunes.

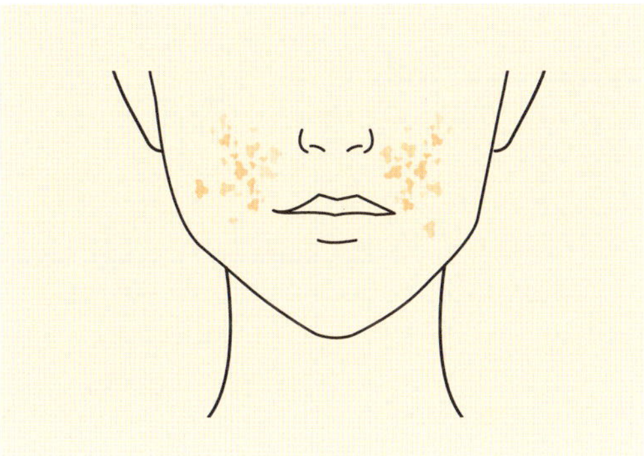

Cicatrices pigmentaires

POURQUOI LES CICATRICES DEVIENNENT-ELLES BRUNES ?

Cela est dû à la formation accélérée de la mélanine sur une zone qui a été grattée, arrachée, percée... comme un bouton ! Parfois, la seule inflammation (même sans manipulation des boutons) peut laisser une marque brune. La mélanine est un pigment brun foncé ayant pour but de protéger notre peau des rayons ultraviolets. Donc si on perce, gratte et touche à un bouton, pour se défendre, la peau va produire davantage de mélanine sur la zone, d'où la formation de taches brunes.

Il faut savoir que ces taches brunes peuvent diminuer, voire disparaître, grâce au *skin-care* et à certains actifs très efficaces !

ET LES AUTRES TACHES ?

Il y a plusieurs raisons à l'apparition des taches et aussi plusieurs types de taches !

* La tache d'hyperpigmentation qui arrive suite à une exposition au soleil trop forte, répétée et mal protégée. La peau sécrète ainsi une quantité trop importante de mélanine, qui s'accumule à certains endroits de la peau et forme une tache plus foncée.
* La tache de vieillesse, qui est aussi due à l'exposition au soleil et à la peau qui perd sa capacité à lutter contre les rayons UV.
* Le mélasma ou chloasma (une grande zone foncée) qui arrive à la suite de changements hormonaux.

Voici certains actifs efficaces contre les cicatrices pigmentaires :

- **le rétinol :** tu peux commencer par en utiliser deux fois par semaine, puis augmenter l'application toutes les trois semaines d'un jour supplémentaire pour habituer ta peau
- **la vitamine C stabilisée :** à utiliser tous les jours.
- **les peelings 30 % AHA 2 % BHA à rincer :** à utiliser une fois par semaine maximum.
- **les lotions peelings à ne pas rincer :** à utiliser trois fois par semaine maximum.
- **le niacinamide :** en utilisation matin et soir.

Voici des produits aux actifs antitaches que tu peux utiliser :

Avec du rétinol :

- 1 % Rétinol booster, **COLIBRI SKINCARE** – 32,95 €
- Rétinol b3, sérum antirides au rétinol régénérant resurfaçant, **LA ROCHE-POSAY** – 36 €
- Crème revitalift laser, **L'ORÉAL PARIS**
- Soin antiâge nuit 1 % Rétinol, **NOOANCE** – 78 €

Avec de la vitamine C :

- Revitalift clinical sérum 12 % vitamine C pure, **L'ORÉAL PARIS** – 19,99 €
- Multi correxion renouveau + éclat sérum, **ROC** – 36,99 €
- Liftactiv, sérum antitaches b3, **VICHY** – 44,80 €
- C.E.O, crème hydratante riche à la vitamine C, **SUNDAY RILEY** – 63 €

Des peelings à rincer :

- Masque peeling aha, **SEPHORA COLLECTION** – 9,99 €
- Solution de peeling aha 30 % + bha 2 %, **THE ORDINARY** – 12,90 €
- Liquid peelfoliant, **DERMALOGICA** – 74 €
- T.L.C. Sukari babyfacial, **DRUNK ELEPHANT** – 81 €

Avec du niacinamide :

- Niacinamide 10 % + zinc 1 %, sérum anti-imperfections, **THE ORDINARY** – 7,90 €
- Niacinamide 5 %, **ÉTAT PUR** – 19,90 €
- Crème amil-c m5, **FACETHEORY** – 22 €
- L36 sérum unifiant niacinamide 12 %, **TYPOLOGY** – 28,90 €

Si tu as des taches brunes liées à l'acné, tu peux aussi réaliser des soins médicaux pour booster l'efficacité de tes soins à la maison ! N'hésite pas à contacter ta dermatologue ou des centres médicaux dédiés à ce genre de soins : les peelings profonds, le dermaplaning, l'hydrafacial, etc.

À la page 145, je te parle des dangers liés aux UV sur notre peau et te partage ma recommandation sur l'utilisation quotidienne d'un SPF 50 sur ton visage. Sache que ces conseils sont aussi valables contre la formation et l'amplification de ces taches brunes. En effet, si tu as de l'acné et que ta peau a tendance à faire des cicatrices brunes, l'application d'un UV 50 (même l'hiver), te fera produire moins de mélanine.

Résultat : tu auras moins de taches brunes. Je te recommande vraiment d'y veiller ! Tu auras beau utiliser les bons actifs et produits *skincare* cités plus haut, si tu n'appliques pas d'écran total, les résultats peuvent être longs. Sinon, tu rentreras dans un cercle vicieux.

Pour ne plus avoir de taches dues à l'acné, j'ai été très assidue sur ces trois gestes :

- **arrêter de toucher mes boutons** (le plus possible).
- **exfolier ma peau** deux fois par semaine.
- **mettre de la crème solaire** tous les jours.

Pour moi, ces petits conseils ont été radicaux et extrêmement efficaces ! Aujourd'hui, je n'ai plus de taches !

Les grains de milium

Tu as déjà peut-être repéré sur ta peau une toute petite boule blanche, en particulier autour de tes yeux ou sur tes paupières. Il s'agit d'un grain de milium, un amas de peaux mortes qui s'est installé sous ta peau. Ce n'est ni un bouton ni véritablement un problème de peau ! Cet amas se forme dans un pore, mais ne contient ni sébum ni pus. Ils se forment si tu utilises des crèmes trop riches, si tu exfolies trop ta peau et si tu t'exposes trop au soleil ou malheureusement aussi (sans raison spécifique) chez certaines personnes !

COMMENT LES FAIRE PARTIR ?

Tu peux aller chez le dermatologue pour les faire disparaître, c'est une technique efficace directe ! Attention à ne JAMAIS les percer toi-même. Sinon pour une solution à la maison, tu peux utiliser des contours des yeux à base de rétinol.

COMMENT LES ÉVITER ?

Toujours avec une bonne routine adaptée ! Les grains de milium apparaissent souvent à cause de produits trop riches que tu as appliqués autour des yeux comme ton baume ou huile de nuit que tu mets le soir sur ton visage, ta crème hydratante nourrissante assez riche... Veille à ne pas les appliquer sous tes yeux. Utilise uniquement un contour de l'œil adapté, sinon tu risques d'avoir des grains de milium !

L'actif le plus efficace est le rétinol. À retrouver dans quelques soins contours des yeux :

- Rétinol intense, crème contour des yeux triple action avancée, **SOME BY MI**
- Rétinol Correxion, soin lissant crème yeux, **ROC** – 28,49 €
- Crème collagène lissante, **KRÈME** – 34,90 €

Les rougeurs

Les rougeurs apparaissent sur les joues sensibles ou irritées, notamment au contact du froid ou du chaud, de manière ponctuelle, à cause de la dilatation des vaisseaux sanguins à la surface de la peau. Mais elles peuvent aussi s'installer de manière permanente si l'on est sujet à la couperose ou à une inflammation cutanée.

POURQUOI AS-TU DES ROUGEURS ?

Les rougeurs ont plusieurs causes :

- Une peau sensible et réactive de nature
- Une inflammation temporaire
- Une utilisation de produits trop agressifs pour ta peau
- Une alimentation trop inflammatoire
- Des émotions fortes !

COMMENT PRENDRE SOIN DE TA PEAU ?

Pour les émotions fortes, on ne peut malheureusement rien y faire, à part respirer profondément pour faire baisser le stress. Pour le reste, il faut miser sur des produits apaisants et réparateurs de la barrière cutanée.

Les rougeurs peuvent se trouver chez plusieurs types de peaux, je ne peux donc pas te recommander une routine complète contre les rougeurs. C'est à toi d'intégrer un ou plusieurs produits apaisants dans ta routine de base, qu'elle soit pour peau grasse, mixte ou sèche.

Par exemple, si tu as la peau grasse mais sensible, tu peux choisir un soin de nuit très apaisant et réparateur en dernière étape. Ton nettoyant sera purifiant, mais apaisant en même temps, et le matin, tu peux appliquer un sérum purifiant mais alterner avec un apaisant le soir. Idem pour la peau mixte. Si elle est sèche, les produits de ta routine peau sèche doivent être apaisants.

C'est vraiment à toi de construire ta routine selon tes problématiques et chaque peau en a souvent plusieurs, donc je te conseille de mélanger des actifs et produits différents (attention il y a des actifs qui ne se mélangent pas, voir page 116).

Alimentation pour la peau

5

Ma peau et mon assiette

Tu t'es sûrement reconnu dans les problèmes de peaux présentés précédemment, c'est pour te prouver à quel point c'est normal et que tu n'es pas seul !

LA PEAU PARFAITE N'EXISTE PAS, MÊME CHEZ LES STARS !

Ce que l'on oublie souvent, c'est que la peau est réactive à tout ce que l'on vit et ce que l'on fait ! Qu'il s'agisse d'une émotion, d'un plat, d'une météo, ou d'un exercice sportif, la peau réagit à chaque instant. Alors oui, il est difficile d'avoir une très jolie peau. Sans oublier notre facteur héréditaire. Si tes parents ont souffert d'acné, en général tu en souffriras. Si tes parents sont réceptifs aux cernes marqués, tu en auras probablement. La génétique a un rôle majeur dans l'état de notre peau, alors ne te sens pas forcément coupable d'une peau naturellement imparfaite !

PRO- OU ANTI-INFLAMMATOIRE ?

Heureusement, nous pouvons agir sur certains facteurs pour améliorer nettement notre peau, comme l'alimentation. Je vais ainsi t'expliquer ce qu'il est bon de manger pour avoir une peau plus nette. Dans un premier temps, sache qu'il existe deux types d'aliments :

* Les aliments pro-inflammatoires, qui favorisent les imperfections et les boutons.
* Les aliments anti-inflammatoires, qui améliorent l'état de la peau.

Tu dois maintenant te demander de quels signes cutanés l'alimentation peut être jugée responsable. Eh bien, l'alimentation est essentiellement à l'origine d'inflammations comme les rougeurs, les boutons, les démangeaisons, la sécheresse, etc.

Les aliments pro-inflammatoires

- Les viandes transformées
- les charcuteries
- les farines raffinées
- les sucres ajoutés
- les aliments ultratransformés (nuggets, gâteaux industriels, etc.)
- les fritures
- les margarines
- l'huile de palme
- les produits laitiers en excès
- l'alcool

Les aliments anti-inflammatoires

- l'huile d'olive
- les sardines
- le brocoli
- la framboise
- les céréales complètes (riz, quinoa, épeautre, etc.)
- les épices (curcuma, gingembre, cannelle, etc.)
- la betterave
- le thé vert
- les amandes
- les lentilles

En résumé, le gras, le sucre et le lait en excès sont responsables d'une mauvaise qualité de peau.

Pourquoi ?

1. La nourriture grasse demande à nos intestins de travailler doublement pour filtrer les toxines et les déchets qu'elle comporte. En surchauffe, l'intestin va avoir besoin de l'aide de notre peau pour expulser toutes ces toxines en trop. La peau va donc fabriquer du sébum et des boutons... Notre teint va devenir gris, terne, voire jaune !
2. Lorsque l'on ingère trop de sucreries, le pancréas va produire de l'insuline pour le transférer dans les cellules. Une fois les protéines des cellules atteintes par le sucre, le phénomène de la glycation se produit (en simplifiant : c'est quand le sucre se fixe sur les fibres du derme et les rigidifie). Cette dernière a pour effet de rendre moins souple l'intérieur des cellules, en particulier celles du derme. Elle réduit les taux de collagène et l'élastine en empoisonnant le derme de particules qu'il ne peut pas éliminer. En résumé, lorsque le sucre pénètre nos cellules, c'est une avalanche de réactions qui se met en place, stimulant les glandes sébacées qui font... des boutons !
3. Le lait entier, la crème fraîche, etc., provoquent également une augmentation du taux d'insuline dans le corps, qui augmente à son tour la sécrétion de sébum par les glandes sébacées.

QUELS SONT LES ALIMENTS À PRIVILÉGIER POUR AVOIR UNE BELLE PEAU ?

Pour avoir une peau plus nette, il faut manger des produits riches en vitamines E, A, C, et des aliments riches en oméga-3 et 6.

LA VITAMINE E

- **Où se trouve-t-elle ?** Dans les avocats, les fruits secs, les amandes, la mangue…
- **Son action :** Anti-inflammatoire, elle accélère la cicatrisation des boutons, par exemple. Grâce à ces antioxydants, elle booste la production de collagène et augmente l'élasticité de la peau. Elle est très intéressante en crème de soin !

LA VITAMINE A

- **Où se trouve-t-elle ?** Dans tous les fruits et légumes colorés (carottes, tomates, etc.), les œufs, le beurre, etc.
- **Son action :** Elle aide la peau à garder une bonne hydratation, et à produire de la mélanine et de la bêtacarotène pour mieux protéger les cellules des UV.

LA VITAMINE C

- **Où se trouve-t-elle ?** Dans les agrumes.
- **Son action :** Elle booste la production de collagène. Antioxydante, elle ralentit le vieillissement de la peau. Elle harmonise le teint et diminue les hyperpigmentations.

LES OMÉGA-3

- **Où se trouvent-ils ?** Dans les poissons gras (maquereau, sardine, saumon), huiles végétales (de préférence de première pression extra vierge), oléagineux.
- **Leur action :** Ils favorisent une peau souple, élastique, ferme et lumineuse.

LES OMÉGA-6

- **Où se trouvent-ils ?** Dans les huiles (colza, tournesol…), les oléagineux, les céréales et les graines.
- **Leur action :** Ils ont un effet sur l'élasticité de la peau et forment une barrière protectrice sur la peau.

VITAMINES	Bienfaits	Aliments
A	ANTIVIEILLISSEMENT	Carotte, épinard, salade, pomme de terre, persil
C	JOLI TEINT	Orange, clémentine, épinard, raisin, salade
E	PROTÈGE DES AGRESSIONS EXTÉRIEURES	Beurre, raisin, noisette, amande, pistache
B	FAVORISE L'EXFOLIATION ET LA FERMETÉ	Légumes en général
D	BON DÉVELOPPEMENT DES CELLULES DE LA PEAU	Jaune d'œuf, produits laitiers et produits enrichis
SANS OUBLIER	**LES MATIÈRES GRASSES :** Souplesse et douceur pour la peau, brillance pour les cheveux	**LE ZINC :** Agit contre les inflammations et pour la cicatrisation.

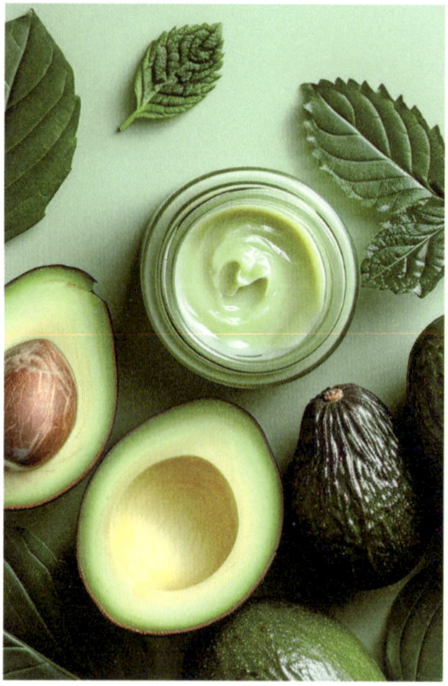

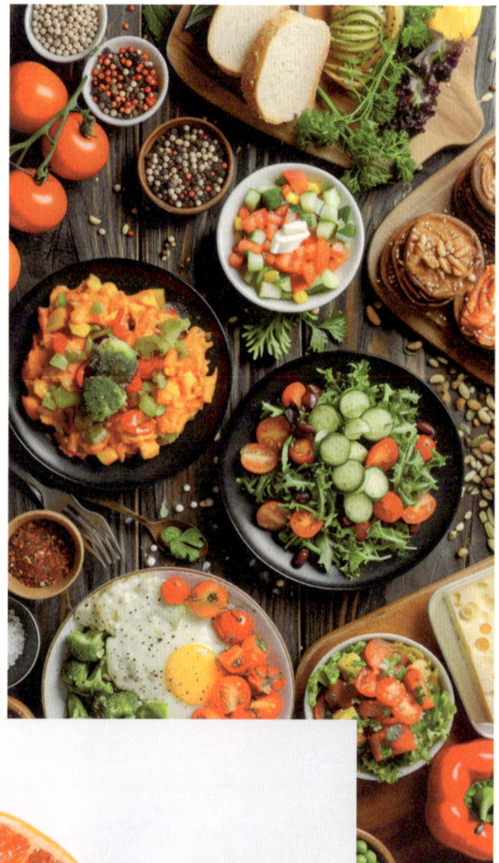

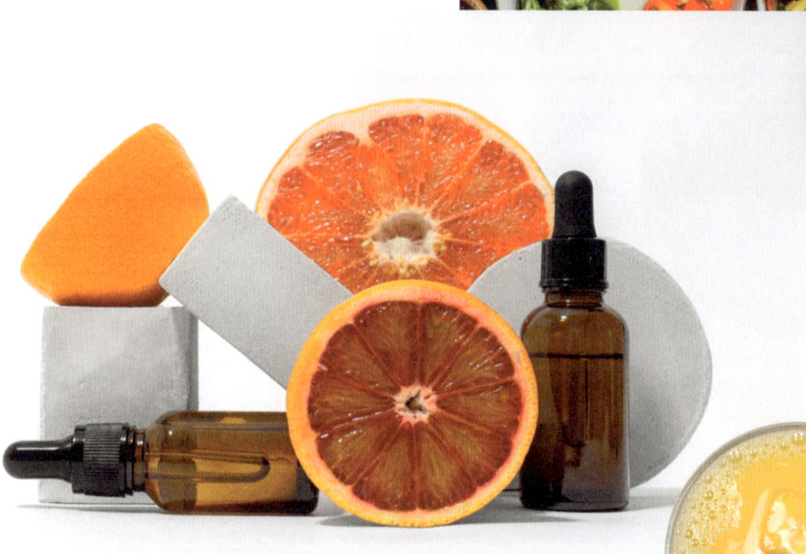

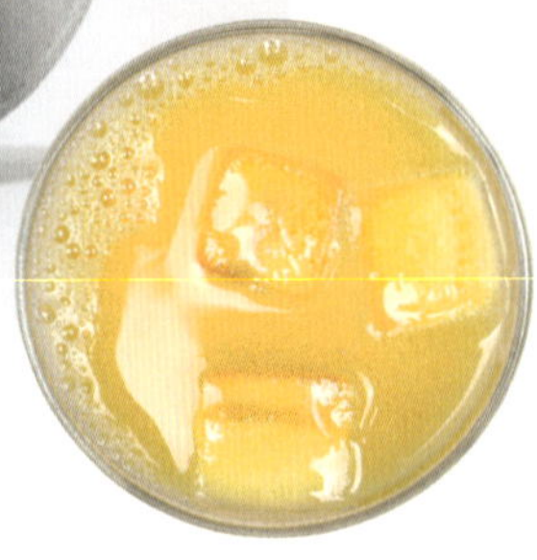

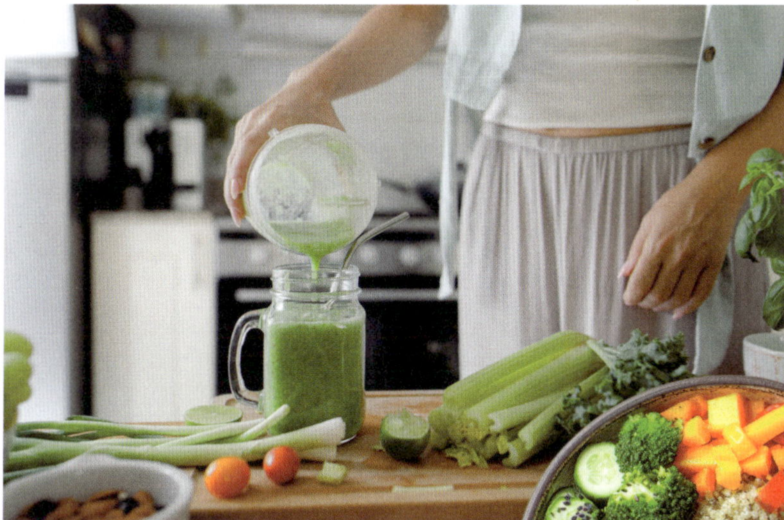
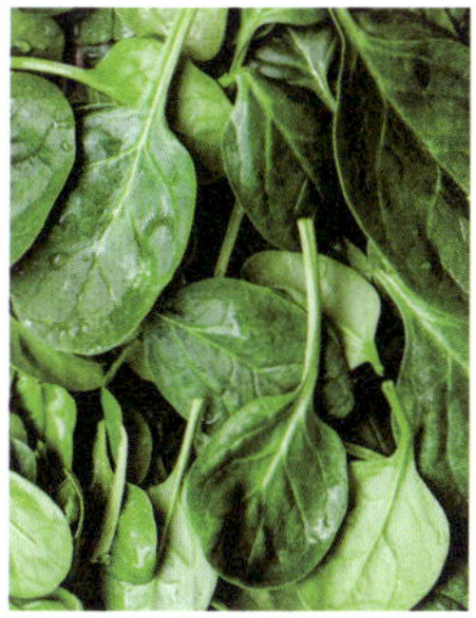
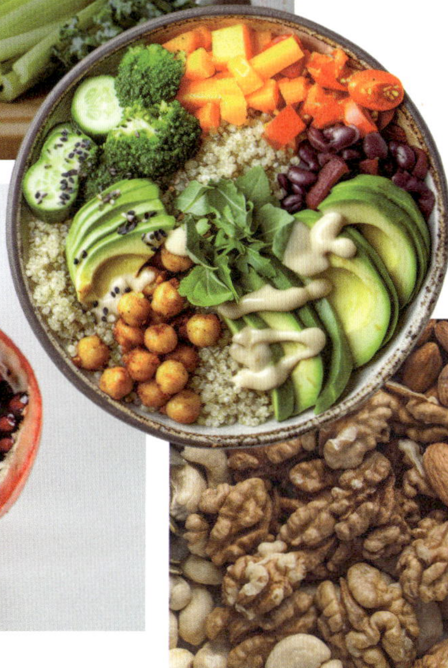
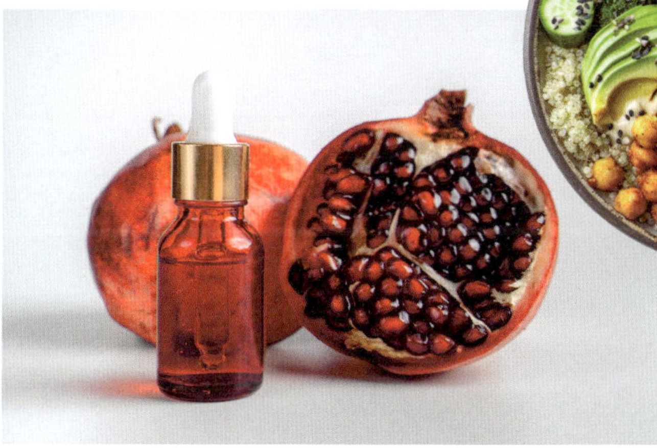
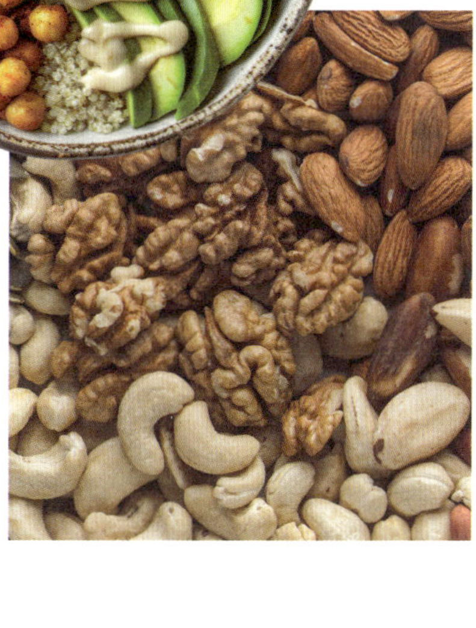

Peut-être que tu le sais (ou non !), je suis une vraie gourmande ! Je n'apprécie pas tous les légumes, et surtout j'adore le sucre, le chocolat, les sodas... Parmi mes péchés mignons, on trouve :

* la grenadine
* le chocolat chaud
* les bonbons qui piquent
* les chips au fromage
* les yaourts liégeois chocolat chantilly
* le beurre demi-sel avec du pain
* les Petit Prince
* les glaces Snickers
* les pâtes à la crème fraîche et parmesan
* le fromage
* l'Orangina
* faire cuire ma viande dans du beurre

... et jamais je ne cesserai de me faire plaisir ! Néanmoins, certaines personnes comme moi ont une peau très réactive à l'alimentation.

Ayant un gros antécédent d'acné, j'ai encore une peau qui pourrait se diriger vers ce type de problème si je ne faisais pas attention. Mais je décide de ne pas me priver ni me frustrer. Ma solution : diminuer les quantités ! Car ce qui compte, finalement, c'est la quantité ingérée, pas le nombre de fois où on se fait plaisir. Je préfère donc manger cinq fois un carré de chocolat noir par jour, plutôt qu'une tablette sur un coup de tête ! Je cuisine avec moins de beurre et d'huile, je dose la crème fraîche et je prends une crème à 15 % au lieu de 30 %. Je suis toujours en mode gourmande, mais je dose ! L'objectif quotidien : davantage de verdure et moins de gras. Et c'est toujours aussi bon !

Voici quelques changements essentiels que j'ai instaurés dans mon alimentation :

Avant :

Mon petit déjeuner : des céréales transformées non complètes avec du sucre transformé ajouté, des brioches industrielles au chocolat et du cacao en poudre dans du lait de vache (+ mon café latte ou matcha).

Maintenant :

Soit une base de flocons d'avoine chauffés dans du lait d'amande à la vanille et du sirop d'érable ou de vanille pour le plaisir, soit une base de yaourt grec sans sucre, à laquelle j'ajoute du sirop d'érable et des céréales complètes avec des petits copeaux de chocolat noir. J'y ajoute des fruits : fraises, myrtilles, kiwi, clémentines, pommes, etc., ce que j'ai sous la main ! Et mon matcha latte.

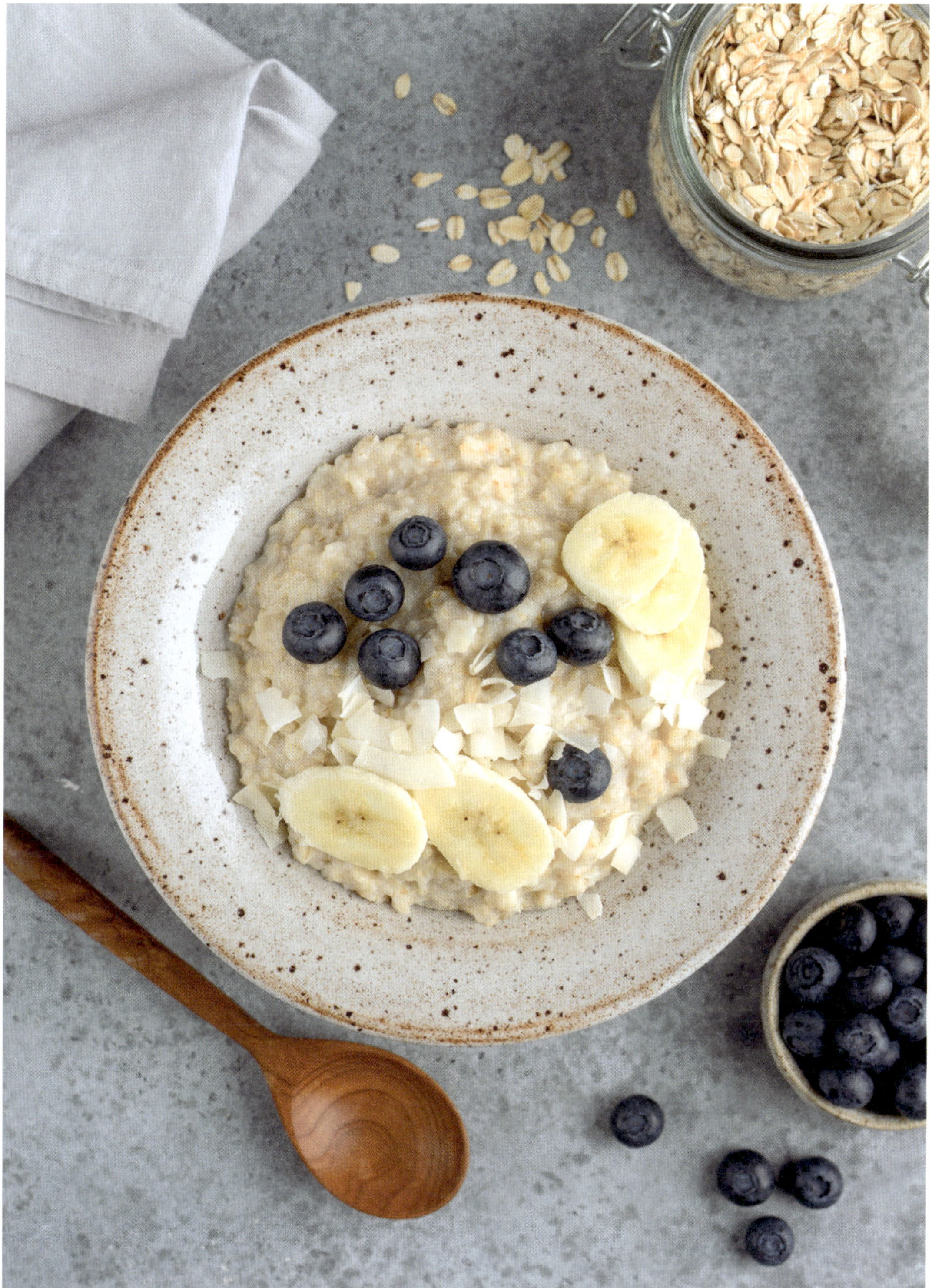

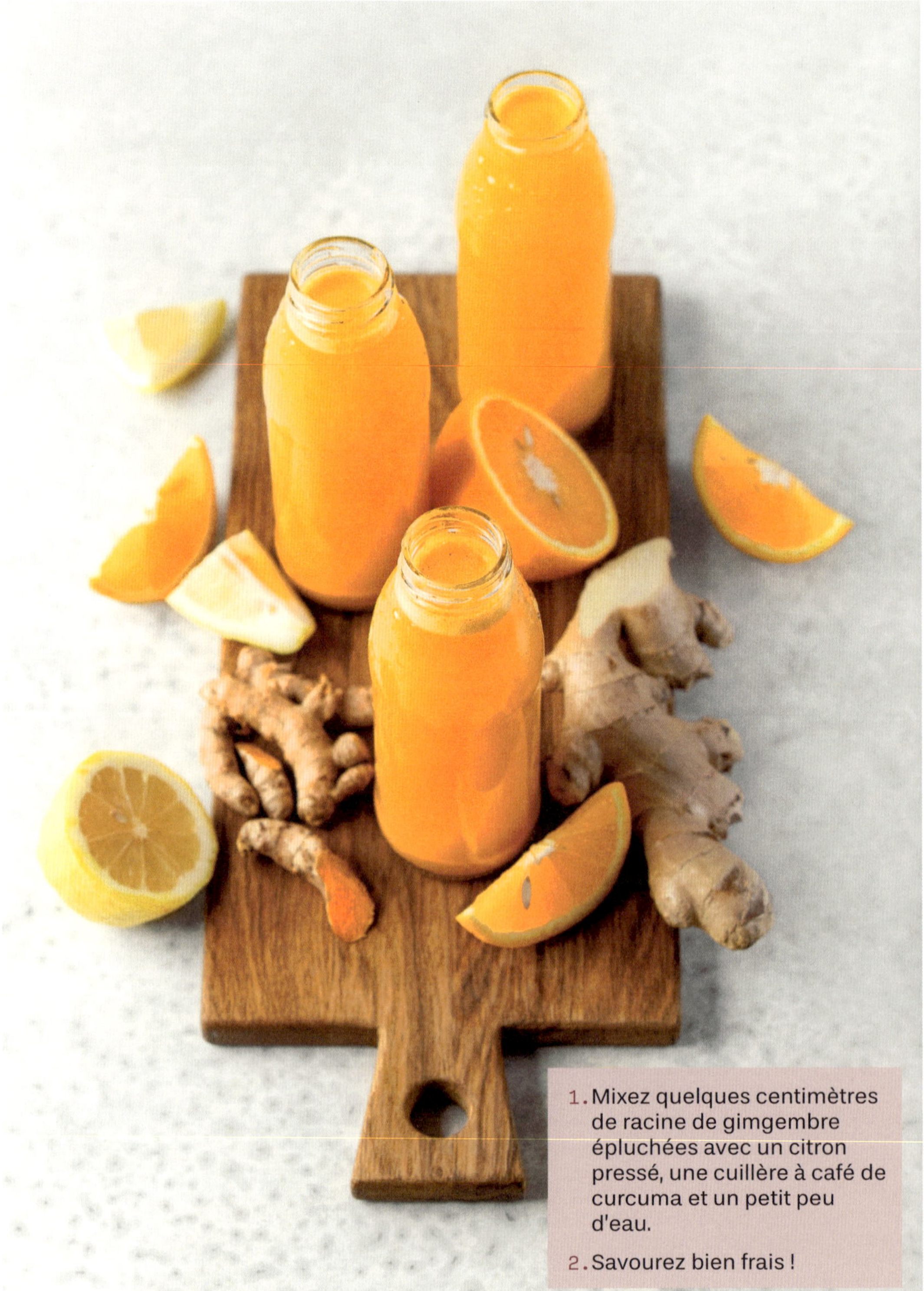

1. Mixez quelques centimètres de racine de gimgembre épluchées avec un citron pressé, une cuillère à café de curcuma et un petit peu d'eau.
2. Savourez bien frais !

MON SHOT COUP DE BOOST

J'ai découvert une boisson de folie que j'ai ajoutée à ma routine ! À jeun, au réveil, j'avale un shot 100 % de gingembre pur + curcuma + citron + piment de Cayenne, sans eau. Assez connu, ça s'appelle le « ginger turmeric shot ».

Cette boisson a littéralement changé ma vie ! Pourquoi boire ça ?

1. Il donne un gros boost d'énergie au corps sans caféine.
2. Il renforce le système immunitaire, surtout l'hiver, lorsqu'on est malade.
3. C'est un antioxydant ultraefficace pour éliminer les mauvaises toxines du corps (pour qu'il soit vraiment bénéfique et absorbé par ton intestin, il faut l'associer à une huile et du poivre).
4. Le gingembre contient des enzymes qui réduisent les ballonnements, flatulences et potentielles constipations grâce à ses vertus anti-inflammatoires.
5. Il réduit les imperfections de la peau, grâce à son côté anti-inflammatoire sur les organes et le système digestif et son élimination des toxines.

Résultat ? Le corps est assainit, la peau également. Ça lui apporte aussi beaucoup d'éclat ! En résumé, je me sens mieux avec cette boisson, et c'est naturel. Tu peux trouver des recettes pour en faire à la maison, mais voici une référence de shot que j'achète : Cure de shots curcuma et gingembre, Paf, 71 €.

Je me régale de ce nouveau petit déjeuner complet qui me tient beaucoup plus au corps et qui est beaucoup plus sain.

Le midi et le soir, en dessert, je m'oblige à manger un fruit et un yaourt aux fruits ou une compote. Mais, trois fois par semaine, je craque pour mon yaourt liégeois chocolat chantilly, je ne veux pas l'abandonner, celui-là !

À midi, je profite de cuisiner avec de la crème fraîche, mon péché mignon ! Et, le soir, je favorise les légumes et le poisson. Quand je mange du riz, j'en profite pour ajouter des haricots verts ou un autre légume vert.

PETIT ENCAS HEALTHY

Dans la journée, j'ai toujours des moments de pulsions où je veux grignoter ! Avant, je prenais des gâteaux au chocolat, du gras. Maintenant, je mange une clémentine en hiver, même deux pour la gourmandise, une pomme, ou bien je me fais un smoothie maison avec des fruits rouges congelés.

J'ai arrêté les sodas (sauf si j'ai des invités). Au début, j'étais très frustrée, mais il suffit simplement d'arrêter d'en acheter pour ne plus y penser. Le corps se déshabitue assez vite du sucre. Aujourd'hui, cela ne me manque pas. Si je veux vraiment autre chose que de l'eau, je rajoute un peu de sirop de fruits de la marque Moulin de Valdonne à la pêche, fraise, framboise, citron...

Tous ces petits changements ont eu un gros impact sur ma santé et sur ma peau ! Et, bien sûr, sur mon bien-être général.

Les compléments alimentaires

Il y a quelques années, j'ai découvert l'existence des compléments alimentaires, et ils ont changé ma vie.

MAIS QU'EST-CE QU'UN COMPLÉMENT ALIMENTAIRE ?

Ils sont définis selon le Ministère de la santé et de la prévention comme « des denrées alimentaires dont le but est de compléter un régime alimentaire normal et qui constituent une source concentrée de nutriments ou d'autres substances ayant un effet nutritionnel ou physiologique ».

Au quotidien, ils apportent davantage de nutriments nécessaires à la santé que je ne trouve pas toujours dans mon alimentation. J'ai constaté un réel impact positif sur la santé de mon corps et donc sur ma peau !

Comme je te l'ai dit précédemment, tout ce qui passe par l'intérieur du corps et qui touche l'organisme se répercute à l'extérieur, sur la peau. Selon les problématiques de peau que tu as, tu peux envisager de prendre des compléments alimentaires au quotidien, comme moi. Mais attention, je ne suis pas médecin ni naturopathe, alors je te conseille de toujours demander l'avis d'un spécialiste avant de te lancer ! Et surtout, d'en prendre avec modération.

À CHAQUE PROBLÉMATIQUE DE PEAU, SON COMPLÉMENT ALIMENTAIRE MIRACLE

Pour ça, je fais confiance à la nature, qui nous propose de superbes actifs très puissants et efficaces ! Voici quelques superbes actifs présents dans des compléments alimentaires selon les problématiques récurrentes.

Si tu souffres d'acné et/ou de peau grasse, granuleuse, pas nette et pas très saine, avec de petites imperfections :

- **L'artichaut :** il draine le foie pour une meilleure élimination des déchets organiques.
- **Les probiotiques :** ils rééquilibrent la flore intestinale qui est au cœur de notre santé.
- **Le curcuma et la pipérine de poivre :** le duo idéal pour apaiser les inflammations.
- **Le zinc :** il assainit les imperfections pour une peau plus saine.
- **L'ortie :** elle favorise le drainage et l'élimination des mauvais déchets.

Voici quelques références de compléments alimentaires que j'apprécie beaucoup :

Le petit prix

- Peau Nette, **TERRAVITA LABORATOIRE** – 12,90 €

Le moyen de gamme

- Pure Glow, **AIME** – 37 €

Les hauts de gamme

- Les Compléments Essentiels **IN, SKIN AND OUT** – 82 €
- Clear, détox & acné hormonale, **CIRCLES** – 84 €

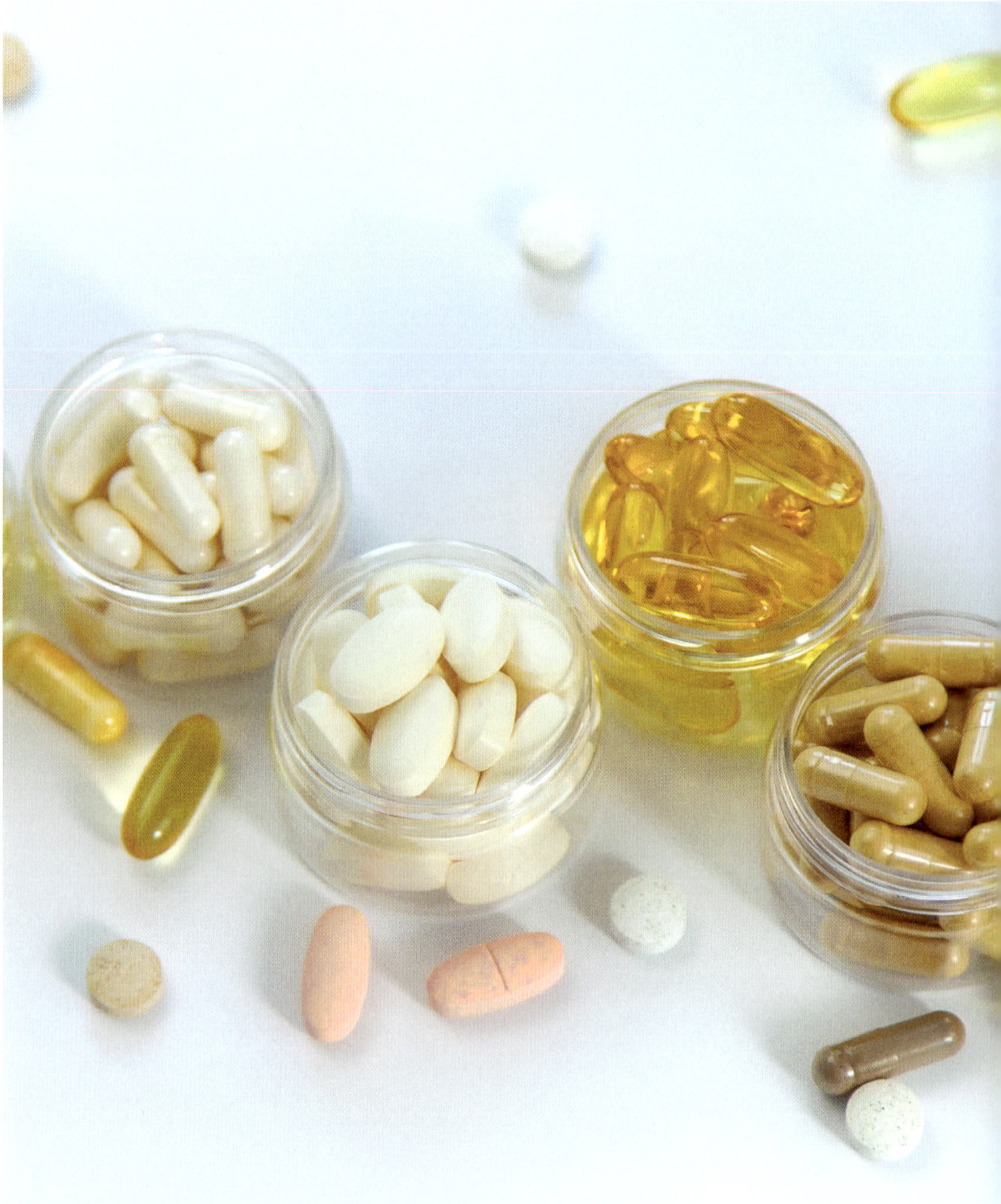

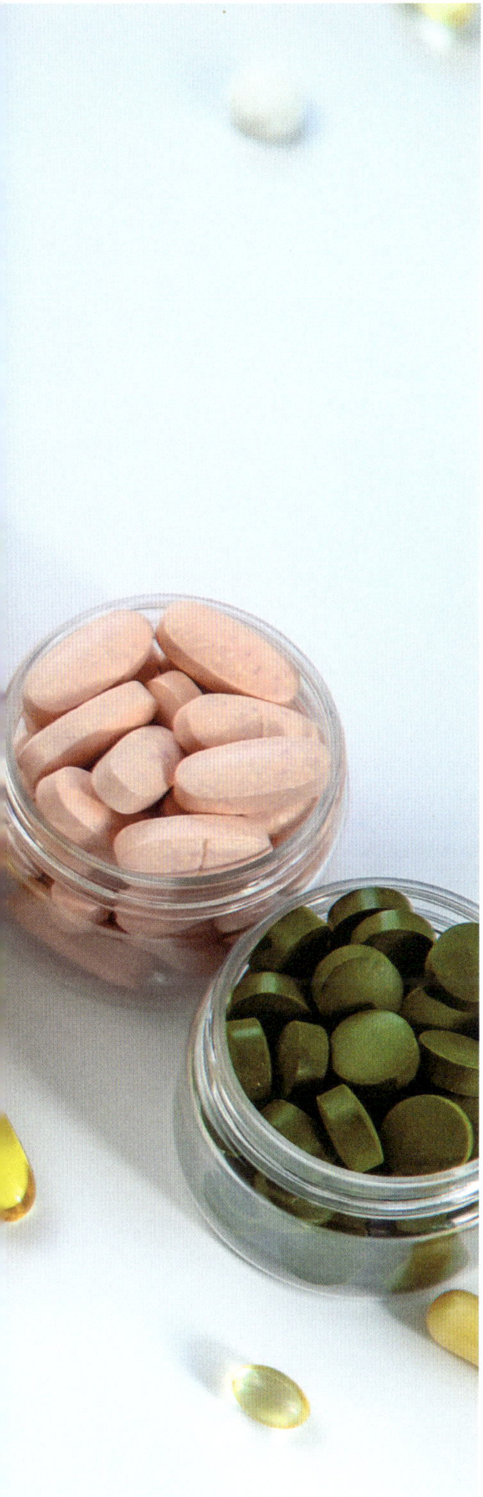

Si tu as la peau sensible, sèche ou encore des maladies cutanées telles que l'eczéma ou le psoriasis :

- **L'huile de bourrache :** elle booste l'hydratation et l'élasticité de la peau.
- **L'acide hyaluronique :** il agit sur l'hydratation et la douceur de la peau pour un épiderme tonique et repulpé !
- **L'acide alpha lipoïque :** il réduit l'inflammation, les rougeurs, les démangeaisons…
- **Les probiotiques :** toujours utiles pour rééquilibrer votre microbiote intestinal.

Voici quelques références de compléments alimentaires que j'apprécie beaucoup :

Les petits prix

- Onagre bourrache, **TERRAVITA LABORATOIRE** – 14,90 €
- Gélules de beauté onagre & bourrache du Berry, **ODEN** – 25 €

Le moyen de gamme

- French Glow, **AIME** – 37 €

Le haut de gamme

- Repair, **D+ FOR CARE** – 105 €

Si ta peau manque de glow, d'éclat, et que ton teint est terne :

- **Le zinc :** il contribue au maintien d'une peau normale et d'un bon équilibre.
- **Le cuivre :** il privilégie une pigmentation normale de la peau pour un teint homogène.
- **La vitamine A :** elle favorise la formation normale de collagène.
- **La vitamine C :** elle contribue à protéger les cellules contre le stress oxydatif, augmente la bonne mine et donne un teint frais.

Voici quelques références de compléments alimentaires que j'apprécie beaucoup :

Le petit prix

- Bêtacarotène, **SUNDAY NATURAL** – 19,90 €

Les moyens de gamme

- Complexe peau lumineuse, **D-LAB** – 26,80 €
- Éclat-Total, **D-LAB** – 49 €

Pour une peau mature, un relâchement cutané, un manque de fermeté, une peau moins élastique :

- **Le collagène :** il réduit les rides et ridules, hydrate et protège la peau.
- **l'acide hyaluronique :** il améliore l'élasticité de la peau, diminue les rides et ridules, réhydrate la peau, et maintient son hydratation.
- **La vitamine A (rétinol) :** elle lisse les rides et ridules, aide au renouvellement de la peau et la raffermit.

Voici quelques références de compléments alimentaires que j'apprécie beaucoup :

Les petits prix

- Rétinol, **MY VITAMINS** – 7,99 €
- Acide hyaluronique & collagène, **NATURAL ELEMENTS** – 30,99 €

Les moyens de gamme

- Absolu hyaluronique, **D-LAB** – 38 €
- Pro-Collagène Peau neuve, **D-LAB** – 39 €

À savoir : pour que les compléments alimentaires soient efficaces, il faut respecter certains points que j'ai pu observer par moi-même en faisant ma propre expérience.

1. **La ponctualité :** être régulier, respecter le temps de prise quotidienne et ne pas oublier. (Je suis la personne la moins sérieuse du monde. Pendant de nombreuses années, j'oubliais trois jours sur cinq et me plaignais que ça ne fonctionnait pas. Après, j'ai compris que c'était moi le problème !).
2. **La patience :** pour obtenir des résultats, il faut être patient et attendre que l'organisme assimile les actifs et en absorbe tous les bénéfices. Les premiers résultats sont souvent visibles au bout d'un mois, mais les résultats concrets apparaissent au bout de trois mois, donc ne perds pas patience ! (Mais je te comprends, je suis de celles qui aimeraient qu'il y ait déjà des changements au bout de trois jours de prise de compléments !)
3. **L'alimentation :** si tu veux que les compléments alimentaires fonctionnent vraiment, il faut faire attention à ton alimentation, comme je l'ai écrit plus haut. Tu peux bien sûr te faire plaisir, mais il faut que ton mode de vie colle avec la prise de compléments, si tu fumes quotidiennement et que tu manges souvent mal, les compléments alimentaires ne peuvent pas réparer les dégâts. Il faut adopter un rythme assez sain.

Cinq conseils pour consommer des compléments alimentaires en toute sécurité :

1. Consulte ton médecin si besoin.
2. Évite les prises trop répétées ou prolongées. Les compléments doivent être pris en cure, et non pas toute l'année.
3. Respecte les dosages et les conditions d'emploi.
4. Ne te tourne pas vers n'importe quel produit, surtout si on te le vend comme miraculeux. Vérifie bien la composition.
5. Privilégie-les de bonne qualité et en circuit court.

Les produits *skincare*

6

Face à la multitude de produits qui existent sur le marché, on est parfois bien perdu ! Comment faire la différence entre un sérum et une lotion ? Quoi choisir pour telle ou telle utilisation ? Je t'explique tout ici !

Le démaquillant

Le démaquillant sert à nettoyer le maquillage, mais aussi les impuretés de la journée, la pollution ou encore la crème solaire.

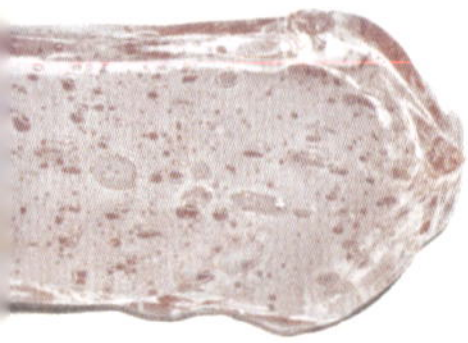

SOUS QUELLES FORMES LE TROUVE-T-ON ?

Selon tes préférences, tu le trouves soit en baume, lait, eau, huile ou en lingettes ! Je te conseille d'opter pour les huiles ou les baumes, qui respectent davantage tous les types de peaux.

COMMENT L'UTILISER ?

Avec douceur et en réalisant des mouvements circulaires, durant au minimum une minute pour bien démaquiller le visage et les yeux. Rince à l'eau claire du robinet et sèche ta peau en tapotant avec une serviette propre.

LA MAUVAISE IDÉE

Le démaquillage express de la flemme. Si tu te démaquilles mal, le maquillage reste dans les pores et tu peux avoir des imperfections.

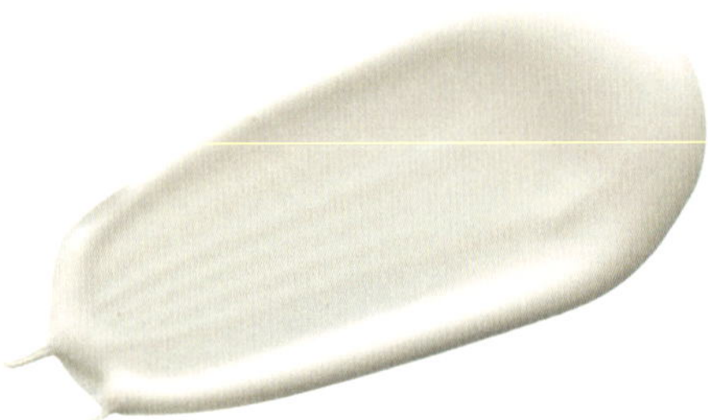

Le nettoyant

Le nettoyage est indispensable pour nettoyer les impuretés du visage, préparer la peau à recevoir les autres soins, et obtenir une base saine et nette avant leur application.

SOUS QUELLES FORMES LE TROUVE-T-ON ?

Gel moussant, crème nettoyante, mousse, baume, à toi de choisir ce qui convient le mieux selon ton type de peau.

COMMENT L'UTILISER ?

Tous les soirs, après le démaquillant, et le matin en première étape si tu as la peau grasse.

LA MAUVAISE IDÉE

Utiliser n'importe quel savon solide en guise de nettoyant. Bien trop agressif pour la peau, leur PH n'est pas adapté.

Le conseil skincare : l'idéal est de faire un double nettoyage tous les soirs !

Quelle que soit la formule choisie, rince bien ton démaquillant et ton nettoyant car tous les produits laissent des résidus sur la peau.

La crème solaire

Elle est indispensable pour protéger sa peau des UVA et UVB, responsables de 80 % du vieillissement cutané.

COMMENT L'ACHETER ?

Avec un indice de protection (SPF) 50 pour une protection maximale ou 30 minimum, jamais en dessous. En spray ou liquide, à toi de choisir ! J'ai une préférence pour les crèmes solaires minérales qui préservent mieux la planète si tu te baignes dans la mer.

LA MAUVAISE IDÉE

Utiliser sa crème solaire de l'année passée, qui a perdu toute son efficacité, ou utiliser un SPF en dessous de 30, qui ne filtre que partiellement les rayons UV (autant dire que cela ne sert à rien !).

COMMENT L'UTILISER ?

Tous les matins, au mieux, même l'hiver ! Et l'été, tu dois renouveler ton application après chaque baignade ou toutes les deux heures. À savoir qu'une crème solaire a une durée de vie de six mois après ouverture.

Le conseil skincare : la crème solaire tous les jours, c'est non négociable !

Les filtres chimiques absorbent les rayonnements UV. Les filtres organiques réfléchissent les rayonnements UV. Les deux techniques sont tout aussi efficaces, à toi de choisir !

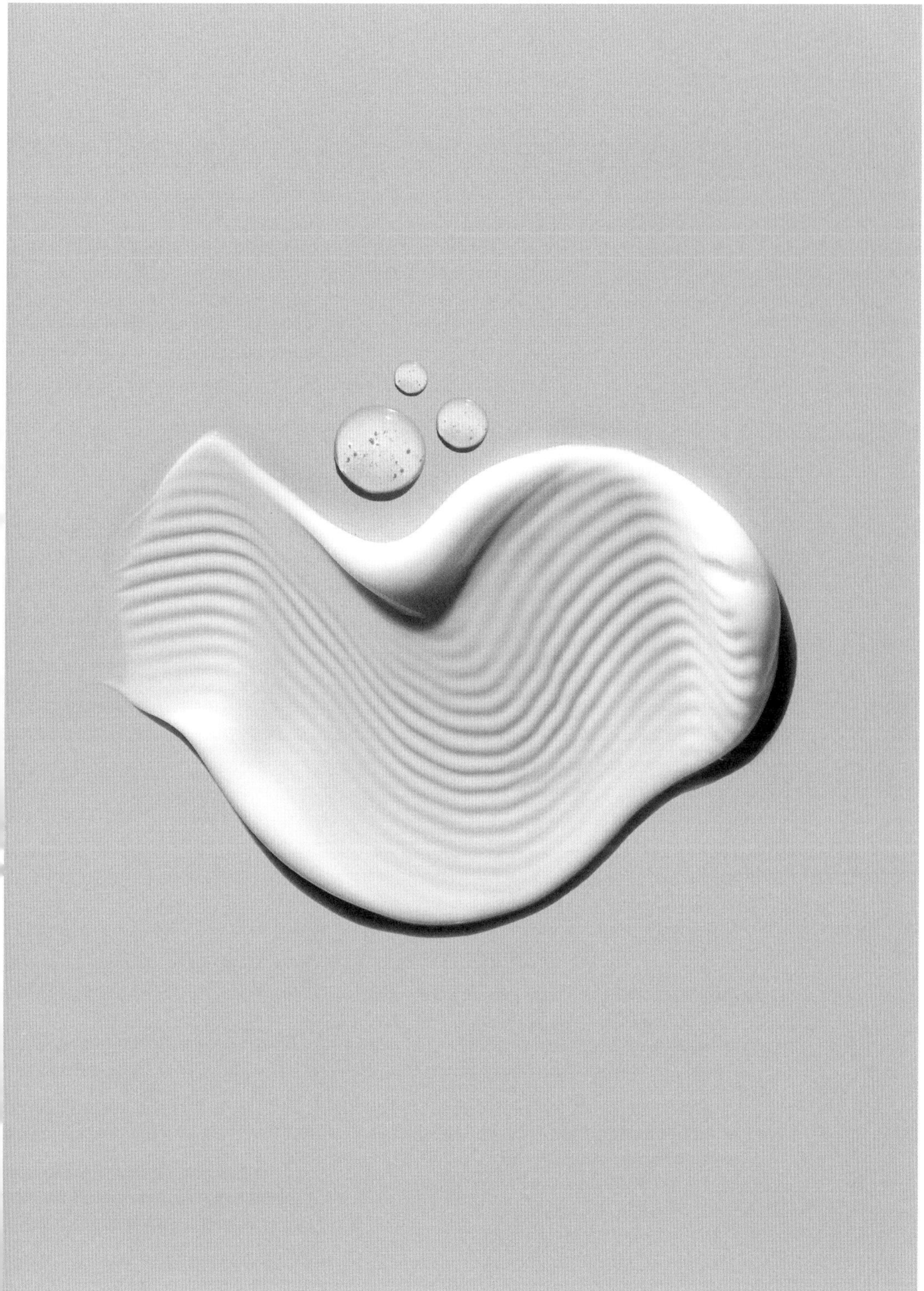

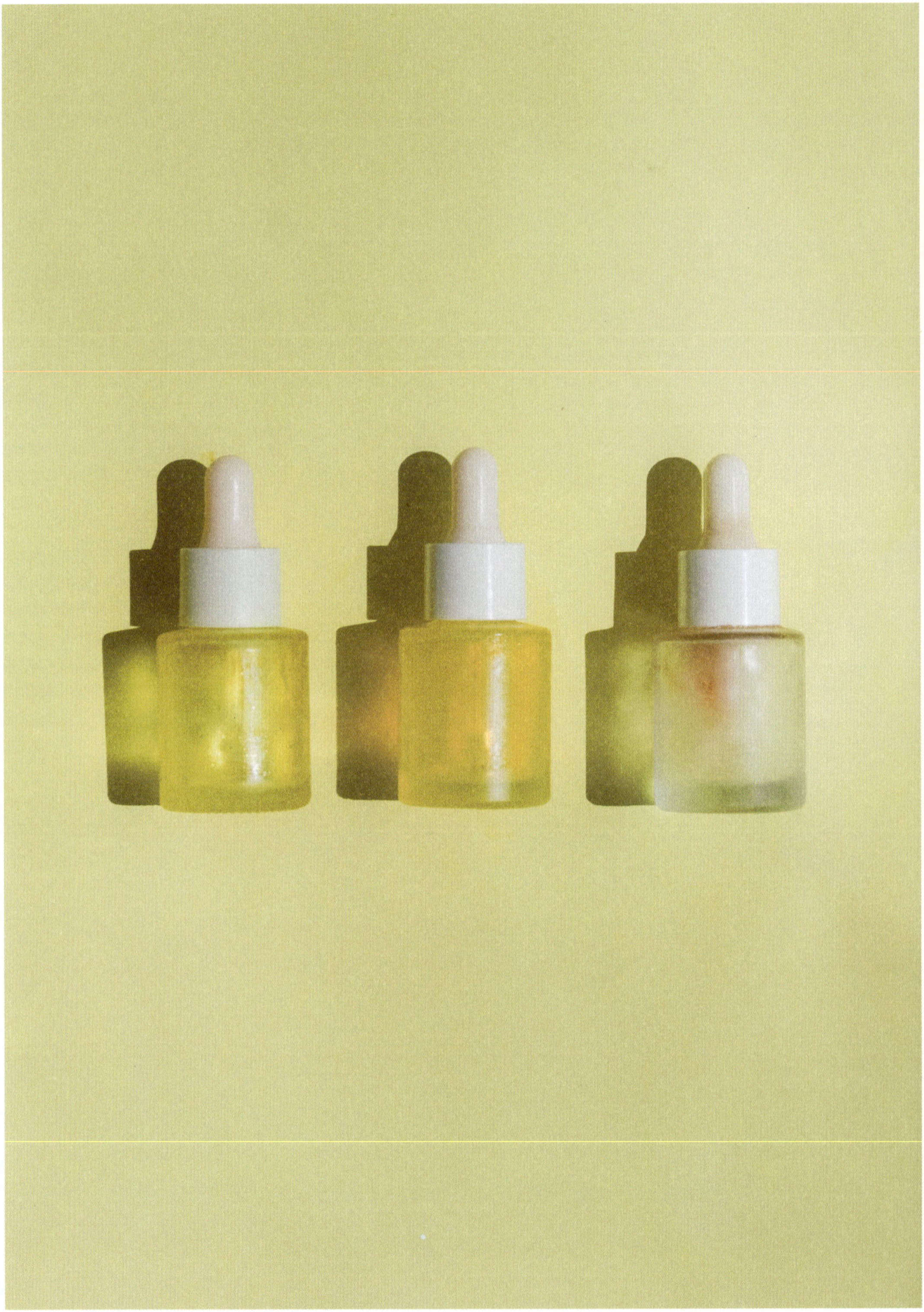

L'huile de nuit

Elle permet de réduire les signes du vieillissement cutané, améliorer l'élasticité de la peau, apaiser, nourrir ou encore traiter les imperfections. Car, oui, les huiles sont compatibles avec les peaux grasses et l'acné !

COMMENT L'ACHETER ?

En *skincare*, chez les consommateurs, il y a un vrai mythe : « Si je mets de l'huile, ma peau va être encore plus grasse et j'aurai plus de boutons. » C'est totalement faux ! Il y a des huiles très bonnes pour les peaux grasses et acnéiques, à l'exception de certaines qui sont comédogènes, très mauvaises, et qui peuvent effectivement empirer le type de peau. Pour ne pas se tromper, il suffit de savoir les différencier, tout simplement.

Certaines huiles comédogènes peuvent être adaptées aux peaux sèches, mais pour les autres types de peaux, elles peuvent causer des points noirs, boutons et excès de sébum. Voici ma liste d'huiles à bannir sur peaux grasses, mixtes et à imperfections :

- certains beurres végétaux ou huiles végétales à l'indice de comédogénicité élevé (voir encadré page 101) ;
- huile de coco
- huile de coton
- huile de graine de chia
- huile de moutarde
- huile de rose musquée
- huile de lin
- huile de noyaux de pêche
- huile de palme
- huile de ricin
- huile de germe de blé
- beurre de cacao

* certains esters gras. Cet élément est produit par la réaction entre un corps gras (ex. : huile végétale) et de l'alcool. Nourrissant pour la peau, il a une texture facile à étaler. Cependant, certains esters gras sont à éviter car ils sont très fortement comédogènes. Quelques exemples : Isopropyl Myristate, Isopropyl Palmitate, Isopropyl sostearate, Butyl Stearate, Isostearyl Neopentanoate, Myristyl Myristate, Decyl Oleate, Octyl Stearate, Octyl Palmitate.

Huiles comédogènes, quels indices ?

Une huile comédogène favorise l'apparition de comédons et de points noirs. Les pores du visage sont alors obstrués et la peau ne respire plus. Afin de repérer les huiles végétales comédogènes, il existe l'indice de comédogénicité, qui va de 0 (pour les huiles non comédogènes) à 5 (pour les huiles très comédogènes) et qui se base sur plusieurs critères : la sensibilité de l'huile à l'oxydation, sa fraîcheur, la qualité de l'huile et la pénétration dans la peau.

COMMENT L'UTILISER ?

Le soir, évidemment, comme son nom l'indique ! Applique délicatement en réalisant un massage en profondeur après ta routine nettoyante.

LA MAUVAISE IDÉE

Comme nous venons de le voir, utiliser la mauvaise huile par rapport à son type de peau.

Huiles végétales indice 0 (non comédogènes, idéales pour les peaux grasses à tendance acnéique)	• Huile d'argan • Huile d'avocat • Huile de babassu • Huile de baobab • Huile de caméline • Huile de figue de barbarie	• Huile de chanvre • Huile de jojoba • Huile de noisette • Huile de son de riz • Huile de tournesol • Beurre de karité • Gel d'aloe vera
Huiles végétales indice 1 (peu comédogènes, pour les peaux normales à mixtes, par exemple)	• Huile de calendula • Huile de carotte • Huile de carthame • Huile d'églantier • Huile de grenade • Huile d'inca inchi • Huile de neem	• Huile de nigelle • Huile de pépins de raisin de fraise de framboise • Huile de ricin • Huile de sésame
Huiles végétales indice 2 (peu comédogènes, pour les peaux normales à mixtes, par exemple)	• Huile d'abricot • Huile d'amande douce • Huile d'argousier • Huile de bourrache • Huile de calophylle	• Huile de macadamia • Huile de moringa • Huile de noyer • Huile d'olive • Huile d'onagre • Huile de soja
Huiles végétales indice 3 (comédogènes, pour les peaux sèches)	• Huile de coton • Huile de rose musquée	
Huiles végétales indice 4 (comédogènes, pour les peaux sèches)	• Huile de coco • Huile de lin • Huile de noyaux de pêche	
Huiles végétales indice 5 (très comédogènes, pour les peaux bien déshydratées)	• Huile de germe de blé	

Attention, une huile avec un indice 5 n'est pas à bannir pour les autres types de peau pour autant ! Elle peut avoir de bons éléments à apporter. L'important est aussi la quantité utilisée et la fréquence d'application.

Le sérum

Il sert à résoudre certains problèmes ou états de peau en profondeur. Son avantage est qu'il pénètre dans les couches inférieures de la peau grâce à sa texture et d'être très efficace grâce à sa forte teneur en actifs.

SOUS QUELLE FORME LE TROUVE-T-ON ?

Ton sérum doit être parfaitement adapté à ta peau pour obtenir des résultats. Avant toute chose, fais-toi diagnostiquer ton état de peau et tes éventuels problèmes chez un dermatologue. Les sérums existent sous différentes formes, mais comportent très souvent une pipette.

COMMENT L'UTILISER ?

Matin et soir après le nettoyage. Le sérum s'applique toujours avant la crème de jour ou de nuit.

LA MAUVAISE IDÉE

Appliquer le sérum après la crème. Si tu l'appliques après, il n'aura aucun effet et ne pourra même pas pénétrer dans la peau car la crème fera barrière.

Pour avoir des résultats concluants, il est essentiel de connaître son type de peau et ce que tu souhaites corriger ou sublimer.

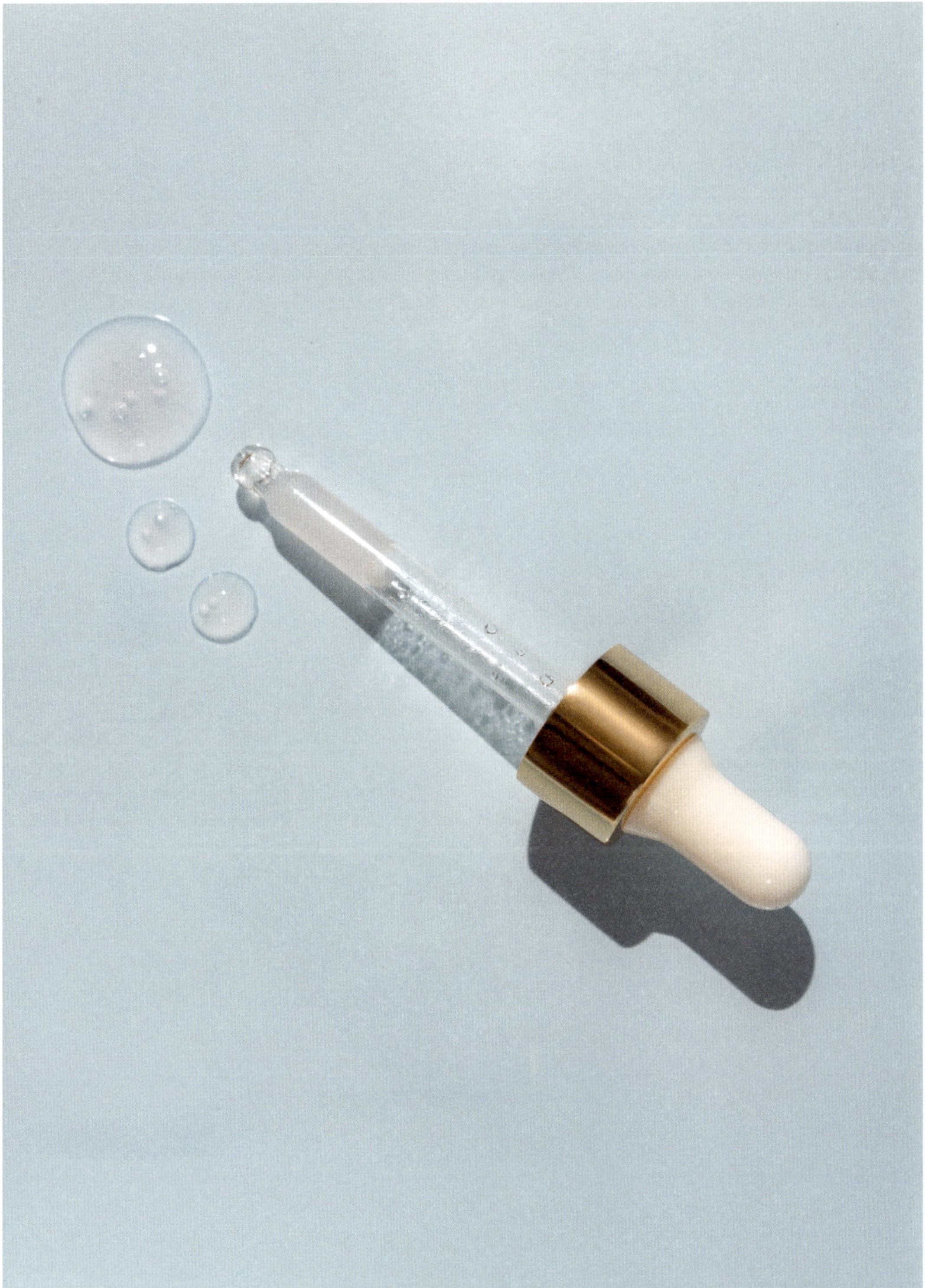

La lotion

Elle permet d'éliminer le calcaire de l'eau précédemment utilisée lors du rinçage du nettoyant, pour simplement rafraîchir et clarifier la peau. Certains contiennent des principes actifs et agissent contre la sensibilité, les imperfections, les taches, etc., pour plus d'éclat.

COMMENT L'ACHETER ?

En liquide, le plus souvent.

COMMENT L'UTILISER ?

Matin et soir, tu peux l'appliquer sur ton visage (à l'aide d'un coton ou non) en tapotant et en évitant le contour des yeux.

LA MAUVAISE IDÉE

Abuser de son utilisation. En effet, certaines lotions ont des principes actifs vraiment puissants, comme les lotions exfoliantes, il faut les utiliser avec modération, pas tous les jours, et seulement si tu as le type de peau concerné. Ces lotions sont à maîtriser, comparées à d'autres comme de simples lotions rafraîchissantes et hydratantes aux actifs doux.

Le soin contour des yeux

Il permet de lutter contre les poches ou les cernes (voir la différence page 62), ou bien simplement hydrater et repulper le contour de l'œil.

COMMENT L'ACHETER ?

Après avoir bien diagnostiqué ta problématique pour que le produit soit efficace.

COMMENT L'UTILISER ?

Après ton sérum et avant ta crème hydratante ! Matin et/ou soir. Tapote le soin avec délicatesse et évite de te rapprocher trop près de l'œil.

LA MAUVAISE IDÉE

Imaginer que n'importe quel contour des yeux peut nous convenir ou nous faire dégonfler les yeux.

Utilise ton annulaire pour appliquer ton soin contour des yeux, ce doigt a moins de force et est ainsi plus délicat pour cette zone sensible.

L'hydrolat

C'est un excellent produit pour profiter des effets des plantes sur la peau.

COMMENT L'ACHETER ?

De préférence bio et de grande qualité pour recueillir les meilleures vertus.

COMMENT L'UTILISER ?

En première étape, ou après le nettoyant, avant le sérum ou la crème, le soir ou le matin, pour donner un petit coup de boost 100 % nature !

LA MAUVAISE IDÉE

L'utiliser seul. Il déshydraterait la peau, car il n'a aucun actif retenant l'hydratation.

Les hydrolats sont particulièrement recommandés pour les peaux sensibles ou réactives car ils sont moins concentrés et donc moins agressifs que d'autres produits.

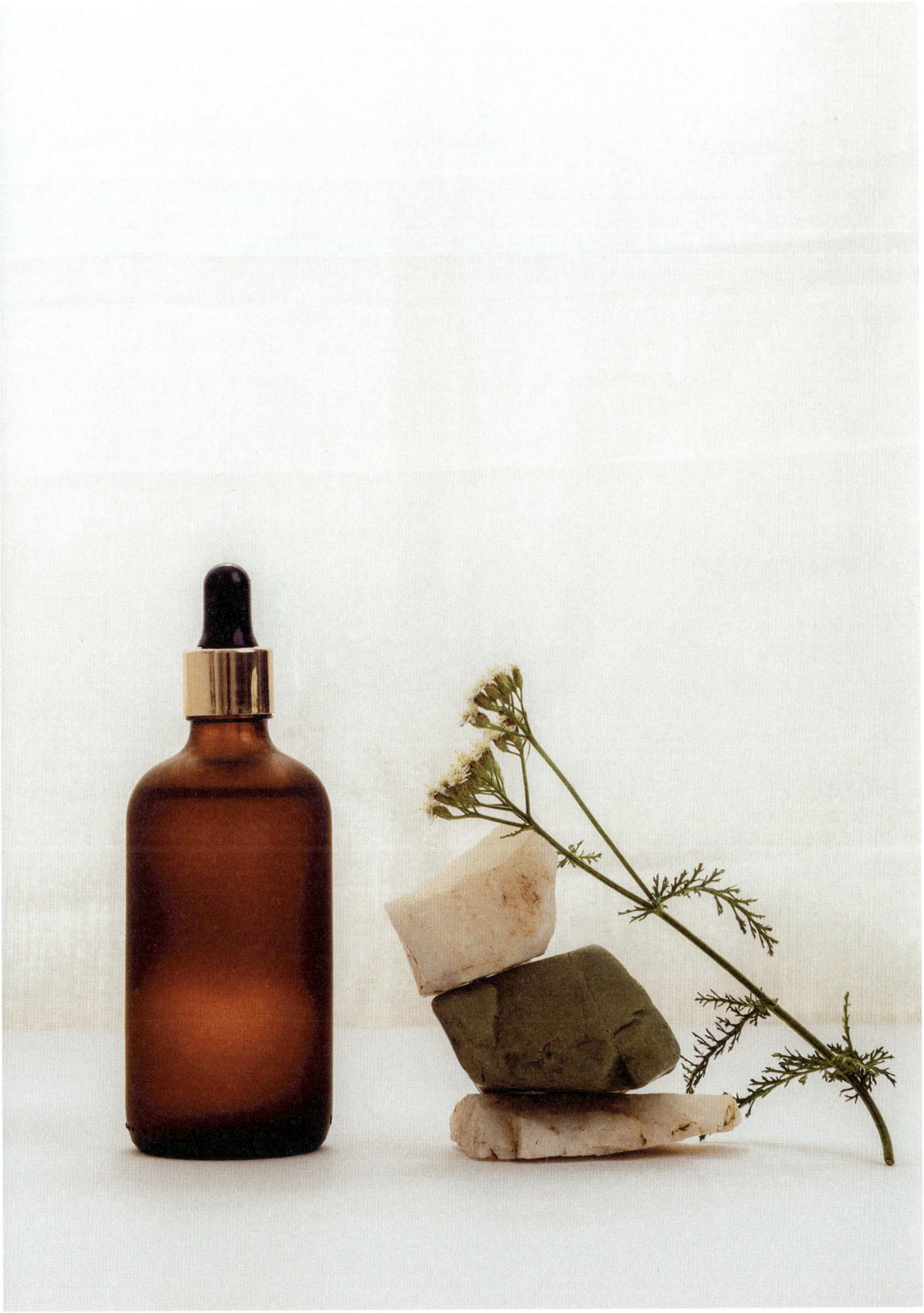

La crème hydratante

Elle permet d'empêcher la déshydratation de la peau, apporter certains actifs et protéger la peau des agressions quotidiennes.

SOUS QUELLE FORME LA TROUVE-T-ON ?

En tube ou en pot, il existe des crèmes plus ou moins riches et épaisses selon les effets attendus par rapport aux différents types de peau.

La crème hydratante peut se présenter sous différentes textures. Généralement, la crème est la plus appréciée car elle est à la fois assez riche pour être confortable, mais pas trop. Sache qu'une crème hydratante qui te donne un effet « collant » ne correspond pas à ton type de peau. Trouves-en une qui te donne une bonne sensation au toucher.

COMMENT L'UTILISER ?

Après le sérum, matin et soir. Le sérum aqueux va faciliter l'absorption de la crème hydratante, le combo est parfait !

LA MAUVAISE IDÉE

Utiliser une crème trop grasse ou trop légère pour toi qui te rendra de l'inconfort toute la journée.

À chaque crème sa peau, essaie-la vraiment avant de l'adopter !

Les masques

Tu le sais peut-être déjà, je suis addict au masque ! Je trouve que c'est un produit *skincare* « star » que j'adore inclure dans ma routine journalière. Le masque permet vraiment de cibler un problème en particulier et d'agir en profondeur sur ce que l'on veut traiter et viser. Les résultats sont souvent convaincants !

Je recommande l'utilisation d'un masque une à deux fois par semaine maximum. Je me fixe un petit planning, pour moi c'est le mercredi soir et le dimanche ! Le dimanche c'est le jour parfait pour faire des soins pour les cheveux et la peau.

Selon ton type et ton état de peau, tu ne peux pas appliquer tous les masques. Chaque masque correspond à une problématique.

Il existe différentes formes de masques :

* les masques en pots
* les masques en tubes
* les masques en sprays aérosols
* les masques en tissu imbibé de produit (à l'unité)

Voici les masques à privilégier selon ton type de peau :

* **Si tu as la peau grasse :** masque purifiant
* **Si tu as la peau mixte :** masque purifiant sur les zones grasses et masque hydratant sur les joues
* **Si tu as la peau normale :** masque hydratant
* **Si tu as la peau sèche :** masque nourrissant

Selon ton état de peau, tu peux appliquer d'autres masques spécifiques :

* Si tu as la peau mixte ou grasse, mais que tu as des taches brunes, tu peux utiliser un masque « éclaircissant et lissant ».
* Si tu as la peau mixte, sèche ou grasse, et qu'elle est hypersensible, tu peux appliquer un masque « apaisant ».
* Si tu as la peau sèche, grasse, mixte ou normale, mais qu'elle est déshydratée, tu peux appliquer un masque « hydratant ».
* Si tu as la peau sèche, mais la présence de rides et un relâchement cutané, tu peux faire un masque antiâge.

Il n'y a pas tellement de règles avec les masques ! À l'exception de celles-ci : ne pas appliquer de masque purifiant sur une peau sèche et de masque nourrissant sur une peau grasse. Cela pourrait provoquer des problèmes de peau.

En général, nous n'avons pas qu'un seul problème de peau, donc je te recommande de changer de masque dans la semaine ! Personnellement, le mercredi j'applique un masque « full hydratation » car j'ai la peau déshydratée. Le dimanche, je fais souvent un masque purifiant, car j'ai des points noirs et la peau granuleuse. Mais comme j'ai aussi la peau sensible parfois j'échange avec un masque apaisant.

Voici une liste de masques que je te recommande pour chaque catégorie :

Masques hydratants

- Masque de nuit hydratant, **LANEIGE** – 32 €
- Maque-crème, vinosource-hydra, **CAUDALIE** – 21,90 €
- Grand soin hydratation intense, **YVES ROCHER** – 29,90 €
- Masque hydra intensif, **SVR** – 7,80 €
- Masque nourishing & smoothing, **SEPHORA** – 3,99 €
- Masque d'eau nuit, **URIAGE EAU THERMALE** – 15,67 €
- Masque tissu revolumisant anti-rides, **L'ORÉAL PARIS** – 3,90 €

Masques purifiants

- Masque pure menthe, **YVES ROCHER** – 19,90 €
- Masque purifiant, vinopure, **CAUDALIE** – 21,90 €
- Masque purifiant au charbon et à l'ortie, **TYPOLOGY** – 24,50 €
- Rare earth pore cleansing masque, **KHIEL'S** – 23 €
- Masque magnifica, **SANOFLORE** – 29,90 €
- Salicylic acid 2 % masque, **THE ORDINARY** – 17 €
- Cold plunge pore mask, **OLEHENRIKSEN** – 38 €
- Superclay purify + clear power mask, **YOUTH TO THE PEOPLE** – 36 €

Masques nourrissants

- Masque sos ultra-nourrissant, **NOVEXPERT** – 29,95 €
- Avocado nourishing hydration mask, **KHIEL'S** – 51 €
- Masque prébiotiques visages, **SEPHORA** – 4,99 €

Masques apaisants

- Masque mousse apaisant pure camomille, **YVES ROCHER** – 16,90 €
- Heartleaf calming toner pad, **GOODAL** – 25,50 €
- Masque de sommeil cica, **LANEIGE** – 33,50 €
- Sensifine, **SVR** – 14,75 €
- Evercalm masque apaisant ultra-reconfortant, **REN** – 44 €
- Masque apaisant éclat, **AVÈNE** – 19 €
- Floral recovery calming mask, **FRESH** – 29 €
- Calendula petal-infused calming mask, **KHIEL'S** – 29 €
- Masque serum apaisant a l'herbe du tigre, **DR.JART+** – 8,50 €
- Masque apaisant cassis, **L'OCCITANE** – 29 €

Masques éclat

- Masque glow a la vitamine C et eau de citron bio, **DR. PIERRE RICAUD** – 35 €
- Super masque éclat, **SEPHORA** – 15,99 €
- Masque peeling glycolique, vinoperfect, **CAUDALIE** – 23,50 €
- Masque peeling éclat, **BERDOUES** – 15,80 €
- Masque détoxifiant et éclat, insta-masque, **NUXE** – 21,85 €
- Masques crème prébiotiques pour le visage, **SEPHORA** – 9,99 €
- Revitalift clinical, **L'ORÉAL** – 4 €
- Red pepper paste mask, **ERBORIAN** – 38 €
- Ginzing, **ORIGINS** – 35,20 €

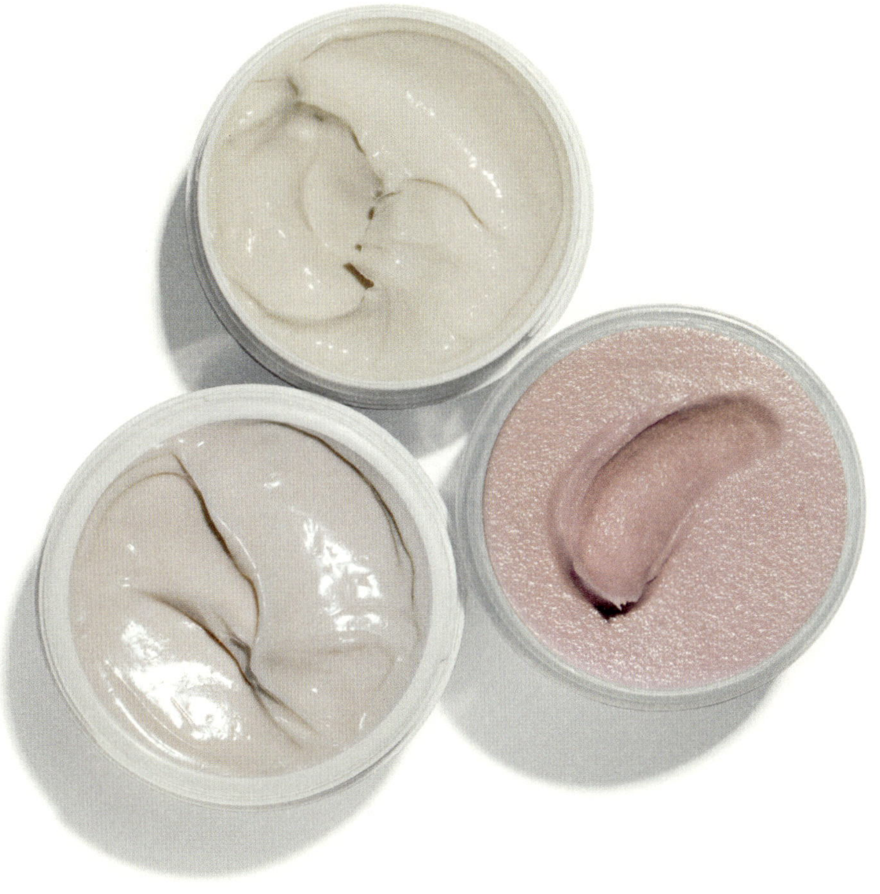

Le soin ciblé/patch antiboutons

Ils sont super pour venir à bout d'un bouton un peu plus vite ! Il favorise sa diminution et sa cicatrisation.

SOUS QUELLE FORME LE TROUVE-T-ON ?

Le soin liquide va apporter un actif aidant à faire disparaître le bouton. Le patch va en plus le protéger de l'environnement extérieur et des frottements.

COMMENT L'UTILISER ?

Le soir pour une meilleure efficacité. Il agit souvent en 24 heures.

LA MAUVAISE IDÉE

L'appliquer après avoir touché un bouton avec ses mains, croyant que ça va tout réparer. Veille à bien désinfecter la zone avant avec un Coton-Tige et applique le soin ou le patch ensuite !

Le baume

Il permet de nourrir la peau en profondeur, mais aussi d'apaiser les peaux irritées.

COMMENT L'ACHETER ?

Un baume est généralement formulé à base d'huiles végétales ou de beurres végétaux. Choisis-le en fonction de tes préférences personnelles.

COMMENT L'UTILISER ?

Tu peux l'utiliser régulièrement le soir, notamment si tu as une peau sèche, ou en mode S.O.S., quand ta peau est irritée par le froid, par exemple. Tu en mettras alors une couche bien épaisse avant d'aller te coucher.

LA MAUVAISE IDÉE

Appliquer un baume sous les yeux : attention, cela peut créer des grains de milium (voir page 72) !

L'exfoliant

Il permet d'éliminer les petites cellules mortes en surface de la peau, et celles qui bouchent nos pores ! Ce sont ces dernières qui forment les points noirs et l'aspect de peau granuleuse. L'exfoliant lisse le grain de peau, atténue les taches et donne de l'éclat car il harmonise son apparence.

SOUS QUELLE FORME LE TROUVE-T-ON ?

Les exfoliants et peelings se trouvent sous forme de lotions liquides, de tubes en textures masques ou flacons pipettes.

Il existe deux types d'exfoliations : l'exfoliation mécanique et l'exfoliation chimique (par action des ingrédients).

* **L'exfoliation mécanique** est peut-être la plus connue et la plus appliquée ! Elle consiste à venir masser la peau avec des actifs granuleux ou à gomme qui vont la débarrasser de ses cellules mortes et permettre le renouvellement cellulaire cutané. Les grains proviennent de source minérale (silice), synthétique (billes de polyéthylène) ou végétale/naturelle (noyaux de fruits broyés, sable, sucre...). Honnêtement, je vous déconseille très fortement cette exfoliation, qui est ultra-abrasive et sensibilisante pour la peau du visage. En réalité, cela n'exfolie même pas très bien.
* À base d'acides, **l'exfoliation chimique** est l'exfoliation la plus douce pour la peau. L'action mécanique d'exfoliation est remplacée par des ingrédients végétaux ou synthétiques. Elle agit en profondeur pour stimuler les mécanismes d'exfoliation de la peau. Applique l'exfoliant comme une crème, masse, et les acides permettront l'exfoliation. On utilise en général des acides de fruits ou des composés organiques, comme l'acide lactique, qui vient le plus souvent de la fermentation du lait, ou l'acide salicylique, qui trouve son origine dans le saule principalement, mais peut aussi être synthétisé.

COMMENT L'UTILISER ?

En fonction du format et des ingrédients actifs, l'exfoliant devra être utilisé plus ou moins longtemps sur la peau, et sera à réaliser une ou plusieurs fois par semaine (sauf en été où on ralentit le rythme).

LA MAUVAISE IDÉE

Les exfoliants sont des cosmétiques très concentrés. Il faut faire attention car les actifs puissants comme les AHA ou les BHA peuvent être abrasifs. Si tu ne respectes pas les indications d'application et la fréquence d'utilisation, tu peux te brûler la peau.

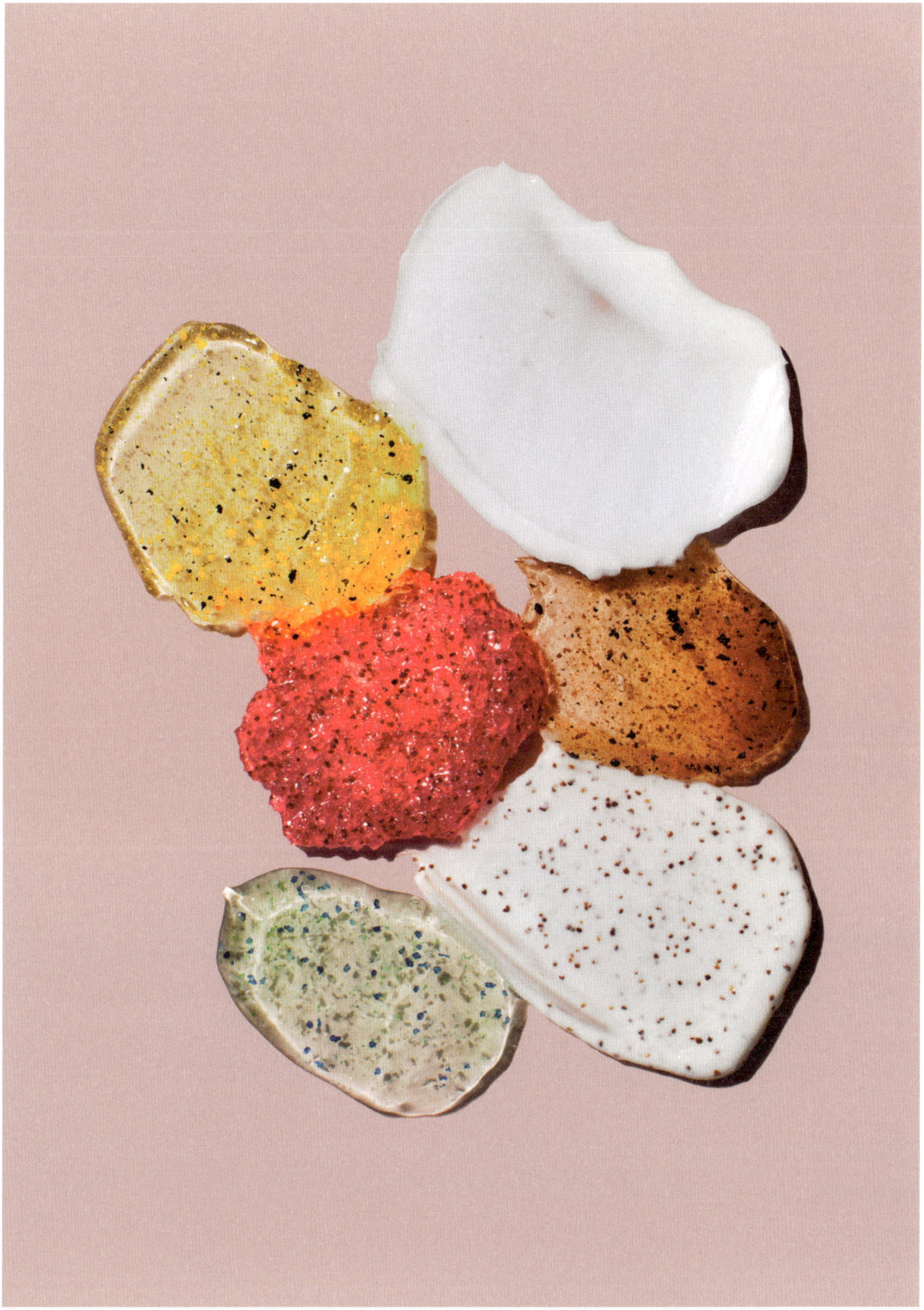

Les actifs incompatibles entre eux

En *skincare*, tu ne peux pas faire ce que tu veux. La peau est un organe fragile et surtout... tu n'en as qu'une seule ! Certains actifs que tu pourrais mélanger dans la même routine peuvent créer des effets négatifs tels que :

* des brûlures sur le visage
* une très haute sensibilité
* de grosses irritations
* ou tout simplement l'annulation des effets des actifs

Tu l'auras compris, certains actifs ne sont pas compatibles entre eux et les utiliser en même temps sur ta peau peut provoquer chez toi de grosses réactions. S'il ne faut pas les appliquer dans la même routine, tu peux en revanche les utiliser dans la même journée, par exemple un actif le matin et un le soir.

Voici la liste des ingrédients à ne pas mélanger :

✘ Rétinol + VITAMINE C dans la même routine
✔ VITAMINE C : matin – Rétinol : soir

✘ Rétinol + AHA/BHA
✔ Rétinol : soir – AHA/BHA : matin ou à la place du rétinol le soir

✘ Rétinol + PEROXYDE BENZOYL
✔ l'un ou l'autre le soir en alternant un jour sur 2, mais pas le matin

✘ VITAMINE C + PEPTIDES DE CUIVRE
✔ VITAMINE C : le matin – PEPTIDES DE CUIVRE : soir

✘ VITAMINE C + PEROXYDE BENZOYL
✔ VITAMINE C : matin – PEROXYDE : soir

✖ VITAMINE C + AHA, BHA, PHA, LHA
✔ VITAMINE C : matin –
AHA, BHA, PHA, LHA : soir

✖ AHA + PEROXYDE DE BENZOYL
✔ AHA : matin –
PEROXYDE DE BENZOYL : soir

✖ BHA + PEROXYDE DE BENZOYL
✔ BHA : matin – PEROXYDE : soir

✖ AHA + ARBUTINE
✔ AHA : matin – ARBUTINE : soir

✖ BHA + ARBUTINE
✔ BHA : matin – ARBUTINE : soir

J'espère que la liste ne t'aura pas trop perdu et au contraire bien aidé. C'est très important que tu la respectes, n'hésite pas à visionner régulièrement cette liste pour construire ta routine et ne pas faire d'erreur ! Si tu as plusieurs problèmes de peaux qui nécessitent l'utilisation de plusieurs actifs que tu adores, mais qui ne peuvent pas s'assembler, tu peux très bien les utiliser un jour sur deux en les alternant !

Mon exemple de routine

Le matin, j'aime utiliser un sérum à la VITAMINE C, mais aussi un aux AHA. Dans ce cas, j'alterne un matin sur deux ou une semaine sur deux, encore plus simple pour ne pas s'embrouiller ! Idem pour le soir, j'aime l'alpha arbutine mais aussi le rétinol qui ne vont pas ensemble. Donc j'alterne un soir sur deux ou trois le rétinol, puis après 3 mois c'est l'alpha arbutine etc !

La peau sait s'adapter, repérer les actifs qu'elle a déjà reçus et traiter les informations que les soins lui envoient. On peut donc changer de crèmes, de sérum, d'actifs... c'est un mythe de dire qu'il ne faut jamais changer !

Mon dernier conseil : fais tes propres expériences !

La peau et le mental

7

La peau, miroir de nos émotions

Tu as déjà entendu l'expression « être à fleur de peau » évoquant le rapport intime entre notre peau et notre mental. Stress, colère, tristesse, mais aussi joie se répercutent instantanément sur notre visage, rendant notre peau plus sensible, plus terne ou sujette à des imperfections. Tu l'as sûrement déjà bien compris (et vécu !), la peau réagit très vite face à nos humeurs et nos émotions.

« Beaucoup de choses dans notre vie échappent à notre conscience. L'influence des facteurs psychiques est immense, y compris sur les symptômes physiques. En médecine, la psychosomatique et les neurosciences s'intéressent aux apports entre les processus neurologiques, mesurables, et les processus psychiques, beaucoup plus difficiles à appréhender. Le fait est que des symptômes de notre vie psychique se voient souvent directement sur la peau », écrit la dermatologue Yaël Adler[1].

Commençons par le stress, que nous ressentons tous plus ou moins dans certains moments de notre vie. Lorsque nous sommes en situation de stress (mais aussi en colère ou déprimé), nous sécrétons une hormone appelée le cortisol qui nous permet de réagir rapidement en cas de danger. Cette hormone, lorsque nous l'avons en trop grande quantité dans notre corps (stress régulier), favorise son inflammation. Résultat : qui dit inflammation de l'organisme dit peau réactive qui s'infecte plus rapidement et devient un terrain propice aux boutons, à l'eczéma, au psoriasis, etc.

Au contraire, quand nous sommes heureux, joyeux et détendu, nous produisons une hormone appelée la sérotonine qui permet de réguler notre humeur. Celle-ci est majoritairement sécrétée par notre système digestif, qui, s'il est défaillant, ne pourra pas bien faire son job ! Pour faire plus simple, si notre flore intestinale n'est pas bien équilibrée, nous pouvons avoir des troubles de l'humeur qui eux-mêmes vont provoquer des problèmes cutanés ! De récentes études ont d'ailleurs démontré qu'un microbiote déséquilibré (souvent à cause d'une mauvaise hygiène de vie) entraîne des problèmes de santé mentale et cutanés.

1. *Dans ma peau*, Solar, 2017.

Si tu as de l'acné, tu as peut-être déjà remarqué que le stress ne rend pas service à tes boutons. Déjà, quand on est nerveux, on a tendance à toucher ses boutons et donc à favoriser leur prolifération. De plus, le cortisol freine leur cicatrisation.

De mon côté, je suis une personne hypersensible, je prends les choses très à cœur ! J'ai souvent l'impression d'être en retrait ; à l'école on me mettait régulièrement de côté, je ne faisais pas partie des confidences. J'avais toujours l'impression que l'on parlait de moi dans mon dos. Aujourd'hui, je suis adulte et heureusement c'est l'inverse ! Les personnes qui m'entourent se confient beaucoup à moi et me font confiance. Mais j'ai toujours l'impression d'être là pour les autres et n'ai pas forcément les retours que j'espère.

Les déceptions que j'ai vécues et mon manque de confiance en moi ont renforcé, je le pense, mon hypersensibilité qui se traduit en stress assez régulièrement ! Je suis souvent trop dure avec moi-même et je le sais, je stresse énormément. Je me mets beaucoup trop de pression, par exemple pour du travail pas terminé à l'heure, alors que, en fait, il n'y a pas de drame. Je pousse souvent mon mental à bout alors que je suis juste humaine ! Il faut prendre soin de nous et apprendre à contrôler nos émotions, relativiser et réussir à se dire que tout cela n'est pas si grave.

Je vous parle du travail car c'est souvent la principale cause de stress et d'anxiété. Il est essentiel de travailler dans un endroit sûr et sain. Aller au travail le matin la boule au ventre, c'est inconcevable pour moi. Le travail représentant une grande partie de notre journée, il est indispensable de ne pas ressentir de stress, d'anxiété ou d'appréhension en y allant (ou alors à juste dose pour se dépasser et relever des défis !). En revanche, se prendre des coups de pression par un chef d'équipe, un patron, un responsable, un collègue, ce n'est pas normal et ça ne devrait pas arriver. Faire des heures supplémentaires non souhaitées qui vous mettent la pression, vous épuisent et empiètent sur votre vie personnelle, non plus. Le travail ne doit pas nous mettre à bout mentalement.

Évidemment, c'est normal de se lever le matin et de se dire parfois qu'on a la flemme d'aller au travail aujourd'hui ! Mais c'est anormal de se dire : « Je ne me sens pas bien, ça ne va pas, je n'ai pas envie, j'ai une boule au ventre. » D'ailleurs, si tu lis ces mots et que ça te concerne, promets-toi que tu ne dois plus travailler dans un endroit anxiogène.

C'est la même chose pour les études. Quelles qu'elles soient, les études sont compliquées. C'est ton avenir que tu mets en jeu. Tu peux te mettre la pression par peur d'échouer, tu peux penser que tu n'es pas forcément capable d'y arriver et avoir envie de baisser les bras.

À ce stress personnel, s'ajoute également parfois le stress de tes parents. C'est difficile d'envisager le fait de décevoir ses propres parents, je le sais, mais il ne faut pas oublier qu'il s'agit de ton avenir, tes choix, ta vie. Et des parents bienveillants ne veulent pas que leur enfant se pousse à bout mentalement surtout sur une voie qui n'est pas la sienne.

J'ai un grand frère, Louis, que j'admire énormément. Il a fait des études de médecine puis de kinésithérapie. De mon côté, je rêvais de devenir sage-femme, mais j'ai toujours su que je n'étais pas faite pour poursuivre de longues études. Mentalement, je n'aurais jamais supporté et c'est tout à fait OK ! Nous n'avons pas tous les mêmes capacités et nos différences ne font pas de nous des personnes moins intelligentes. Il faut s'écouter. De mon côté, j'ai su que j'allais échouer et j'ai su être honnête avec moi-même.

Ma maman aurait aimé que je fasse de grandes études et j'ai senti une légère déception de sa part. Mais j'ai lui ai expliqué que je n'en étais pas capable mentalement. J'aurais peut-être pu y arriver en travaillant corps et âme, et en délaissant ma vie à côté, mais j'aurais aussi pu détruire mon mental. Alors je me suis écoutée et je ne m'en remercierai jamais assez.

Hormis le travail, beaucoup d'autres situations provoquent du stress comme des problèmes de familles, une relation toxique, des amis qui ne te soutiennent pas, la solitude, etc. Et malheureusement ça fait partie de la vie ! Tu sais, même les plus grandes stars sont anxieuses. Nous sommes tous humains finalement.

Pense juste à toi, rien qu'à toi,
que tu déçoives les gens ou non,
l'important c'est TOI.

Pour conclure, oui le mental se répercute énormément sur l'état de notre peau. J'ai souvent de grosses plaques rouges de sensibilité sur les joues, des boutons sur le menton, dans le cou et sur les joues. Mais ce n'est pas si grave. Le principal c'est de laisser les émotions nous traverser et de se sentir à nouveau bien dans sa tête !

Prends soin de toi, toujours.

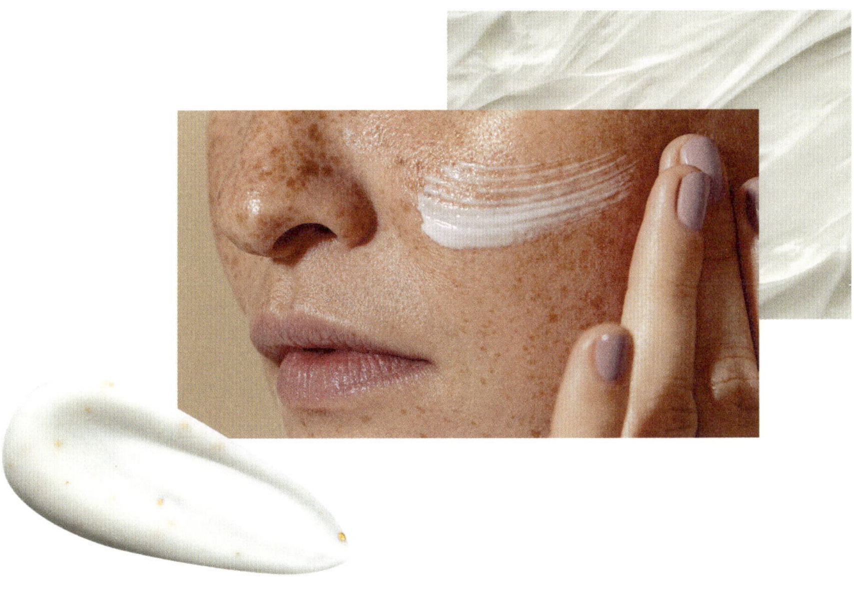

Mes outils ludiques

8

Un outil génial : le guasha

Lors de mon expérience professionnelle en institut, j'ai été formée à l'utilisation du guasha sur ma clientèle pour les soins du visage. J'ai adoré ses effets sur les peaux de mes clientes ! Par la suite, je l'ai donc utilisé sur moi, et, depuis, je ne m'en passe pas ! J'aime beaucoup cette pratique !

LE GUASHA, QU'EST-CE QUE C'EST ?

Issu de la médecine traditionnelle chinoise, le Gua Sha désigne au départ une pratique ancestrale qui consiste à racler la peau pour éliminer ses toxines. *GUA* veut dire « grattage » et *SHA* « toxines ». L'outil porte aujourd'hui le même nom que la pratique pour laquelle il est utilisé.

POURQUOI LE GUASHA FAIT-IL UNE BELLE PEAU ?

Le guasha active les circulations sanguine et lymphatique tout en stimulant les points énergétiques des méridiens (ces petites autoroutes d'énergie que nous avons dans notre corps). Résultat : la peau retrouve son éclat, sa tonicité et son aspect plus lisse.

Le guasha a une forme particulière pour épouser tous les recoins du visage !

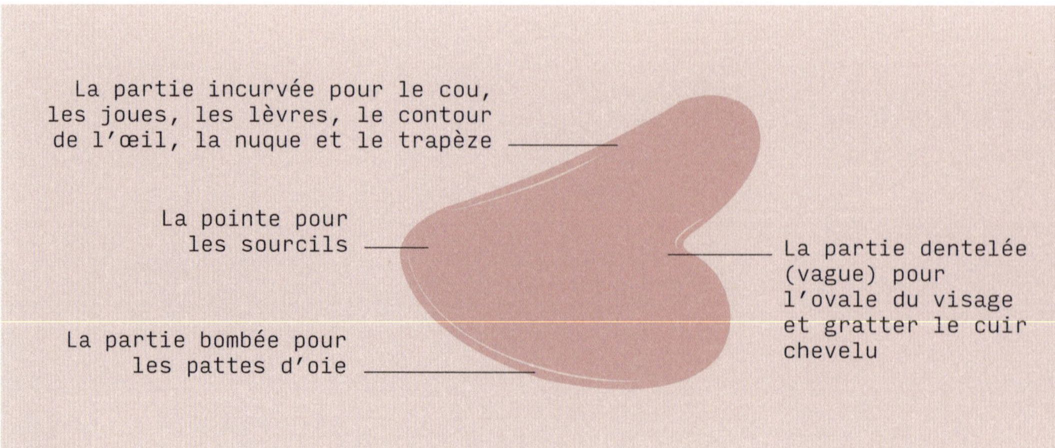

Voici quelques contre-indications à éviter pour bien utiliser votre guasha :

* Ne pas appliquer de soin au préalable et faire le massage sur une peau sèche.
* Utiliser le guasha dans tous les sens et non comme indiqué.
* Tirer la peau des paupières qui est fragile.
* Appuyer trop fort.

Je suis tellement fan du guasha que je l'ai toujours dans mon sac à main, je l'emmène toujours en voyage, j'adore son côté drainant qui fait une peau lumineuse. Ça m'arrive de l'utiliser dans l'avion et ça intrigue les hôtesses de l'air ! Bref, c'est mon petit secret beauté, un peu ludique.

STOP AUX IDÉES REÇUES !

Non le guasha n'est pas fait pour modifier le visage, accentuer la mâchoire, affiner le nez ou je ne sais quoi d'autre que l'on peut entendre sur les réseaux sociaux !

Effectivement grâce à l'utilisation du guasha, notre visage peut sembler affiné, mais cet effet n'est pas dû à une modification de notre ossature ! (Sauf si l'on passe par la case chirurgie entre-temps, mais ça c'est une autre histoire). C'est tout simplement le visage qui se dégonfle en chassant son surplus de lymphe grâce au massage du guasha. C'est exactement le même principe que lorsque l'on dégonfle les poches sous les yeux !

Chez certaines personnes ayant un surplus de lymphe stockée, le drainage fait donc très visiblement dégonfler le visage et donne cette impression d'une mâchoire modifiée. Mais il s'agit juste de la peau et non de l'ossature.

Ma routine drainante avec mon guasha

- J'applique d'abord un sérum ou une huile avant toute utilisation.
- Je commence le massage sur les joues. Je recommence ces gestes autant de fois que je le désire.

[1] Je tiens mon guasha à l'horizontale. Je pars de la base de la joue et je remonte jusqu'à la mâchoire supérieure pour lifter et tonifier ma peau !

[2] Je tiens mon guasha à la verticale. Je pars du nez et je racle vers l'extérieur du visage.

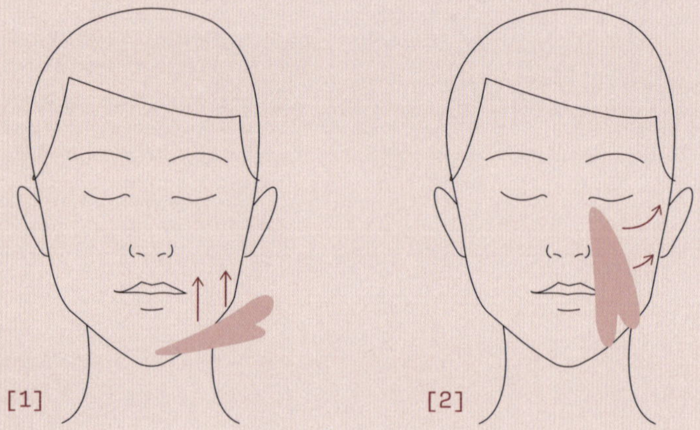

[3] Je poursuis avec les tempes (pattes d'oie). Je prends la partie bombée de mon guasha et je racle de la tempe du coin externe de l'œil jusqu'à la racine des cheveux.

[4] Puis je passe au front. Je prends la partie incurvée de mon guasha que je place sur mon front, au centre et à l'horizontale. Je racle de bas en haut.

[5] Je racle du centre du front à l'extérieur, en l'utilisant à la verticale.

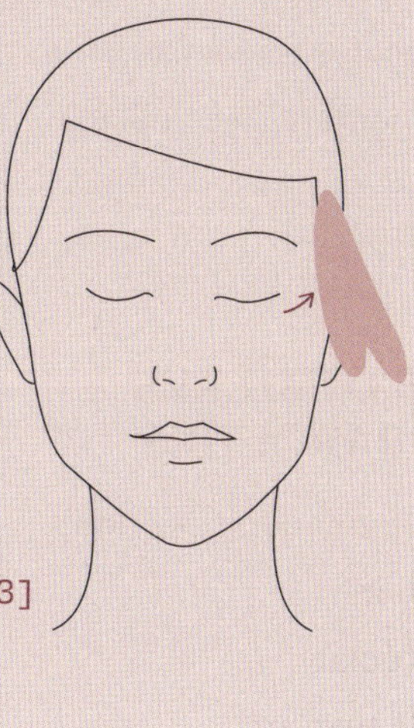

[3]

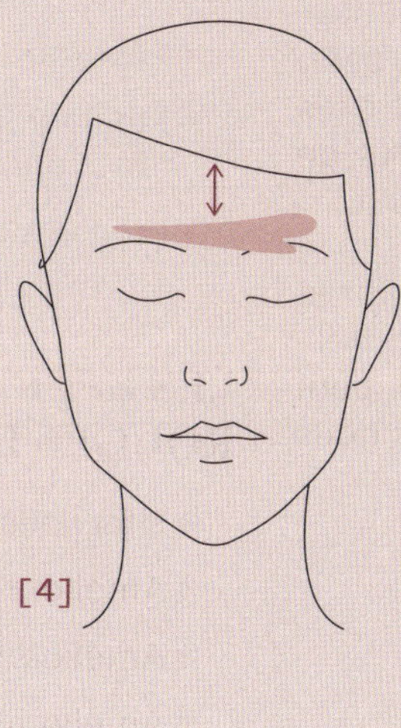

[4]

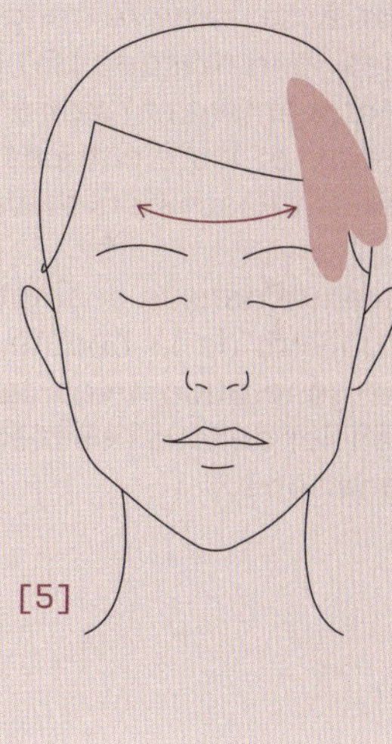

[5]

La photothérapie pour la peau

Je suis devenue totalement adepte de la photothérapie et je ne peux plus du tout m'en passer ! Cette pratique extraordinaire pour la peau se vend sous forme d'appareil de beauté. De mon côté, j'ai acheté un masque !

COMMENT ÇA MARCHE ?

Grâce à sa lumière rouge et ses infrarouges, mon masque LED répare ma peau instantanément et l'aide à lutter contre les rougeurs et les cicatrices d'acné tout en ralentissant les effets du vieillissement.

Bienvenue dans la cosmétique du futur et de l'univers de la beauté high-tech dernière génération avec laquelle on peut bénéficier de tous ses bienfaits chez nous à la maison !

LES EFFETS DE LA LUMIÈRE ROUGE

* Réparation des cellules endommagées
* Meilleur fonctionnement des cellules fonctionnelles
* Prolifération des cellules

LES EFFETS DES LUMIÈRES ROUGES ET INFRAROUGES

* Effet antiâge avec diminution des rides
* Amélioration du teint
* Amélioration de l'éclat
* Amélioration de la texture
* Amélioration de la fermeté
* Effets bénéfiques également contre l'acné et les cicatrices : diminution des inflammations, favorise la régénération cellulaire.

Lorsqu'on sélectionne certaines longueurs d'onde spécifiques et qu'on expose la peau sur des courtes durées avec une basse intensité, la lumière procure des effets bénéfiques pour la peau.

Les deux longueurs d'onde utilisées dans ce masque déclenchent tout une cascade de réactions au sein de nos cellules pour avoir un effet antiâge et c'est notamment grâce aux mitochondries, des organites présents à l'intérieur de nos cellules et disposant à leur surface de photorécepteurs. Ces photorécepteurs absorbent l'énergie de la lumière pour la transformer en une énergie que nos cellules peuvent utiliser : cela revient donc à donner du carburant à nos cellules. Et plus il y a d'énergie disponible pour nos cellules, plus elles communiquent de façon optimale et ainsi tous les processus fonctionnent plus rapidement et plus efficacement.

Un masque de luminothérapie LED peut donc favoriser la régénération en réparant les cellules endommagées et en augmentant la prolifération cellulaire tout en augmentant la production des protéines essentielles de la peau pour améliorer sa qualité et diminuer les signes de l'âge.

Pour ma part, ayant 21 ans, je ne l'utilise pas pour son côté antiâge. À partir de mes 25 ans ça serait super en prévention, mais pour le moment c'est vraiment pour son côté cicatrisant et anti-imperfections que je l'adore ! Sur ma peau à problèmes et très sensible j'ai obtenu des résultats de folie : j'ai la peau moins granuleuse, beaucoup moins sensible, avec moins de taches et vraiment un teint très lumineux et plus uniforme. Cet appareil a vraiment révolutionné ma peau. J'aimerais crier à tout le monde d'investir dans la photothérapie !

En parlant d'investissement, oui un bon masque de luminothérapie est un peu cher, mais ça en vaut tellement le coup. Selon moi, il est mieux de l'acheter que de payer des soins trop chers en clinique. Chez vous, c'est en illimité !

Mon masque de photothérapie :

- Masque LED antiâge "L'essentiel", **NOOANCE** – 490 € Sur leur site vous allez vers l'onglet « **HIGH-TECH** » et vous trouvez leurs différents masques LED.

WARNING

Attention à la vente de ce genre de masque sur les plateformes de vente en ligne à des prix bas. Ce ne sont pas de vrais masques, ils ne sont généralement pas créés sous de bonnes réglementations et certains peuvent prendre feu, et ne contiennent pas de vraies LED efficaces. Vous ne constaterez aucun résultat ! Ne tombez pas dans ce piège.

Le massage Kobido

Ayant travaillé quatre ans en institut de beauté, j'ai eu la chance de m'être formée et spécialisée en soins du visage et aux grandes techniques de facialisme. Je suis même devenue passionnée par le facialisme, ces techniques de massage du visage qui donnent des résultats bluffants ! Parmi elles, il existe la technique du Kobido, un massage liftant du visage inspiré du massage ancestral japonais. J'ai passé la formation et je le pratiquais sur mes clientes.

QU'EST-CE QUE LE MASSAGE KOBIDO ?

En japonais, *Kobido* veut dire « voie traditionnelle de la beauté ». Ce soin de rajeunissement cutané est apparu au XVe siècle et était réservé uniquement aux impératrices et aux geishas. Son objectif était de donner de l'éclat et de la fermeté aux visages des femmes. Aujourd'hui, au Japon, le maître incontesté du Kobido est Shogo Mochizuki.

Les bienfaits du massage Kobido :

* Il renforce la vitalité de la peau.
* Il harmonise l'état de la peau.
* Il active la circulation sanguine et lymphatique.
* Il fait office de lifting naturel.

Tu peux pratiquer le Kobido à la maison, mais il sera encore plus efficace en institut. Les gestuelles réalisées à la perfection par de vrais professionnels sont importantes pour obtenir des résultats durables et immédiats.

En application

Avec ton majeur et ton annulaire en alternance, tu liftes ta peau d'un geste rapide du bas vers le haut. La pression doit être profonde pour être efficace et les poignets souples.

[1] Pour l'ovale du visage
En partant du menton, tu te diriges tout le long de la mâchoire jusqu'a ton oreille. Puis tu fais le chemin inverse.

[2] Sur la pommette : Avec les deux majeurs cette fois, tu réalises la même technique au niveau de ta pommette

[3] Sur la tempe : Tu continues en passant sur la tempe pour lisser les pattes d'oies et sur le sourcil.

[4] Sur le front : Tu finis le massage sur le front en revenant à l'annulaire et au majeur, toujours en alternant main gauche et main droite.

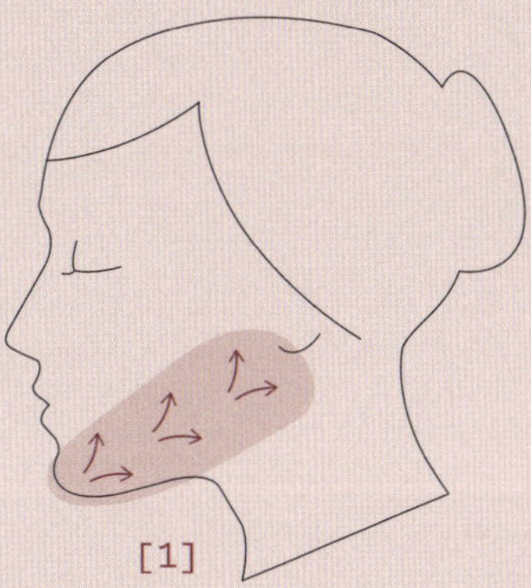
[1]

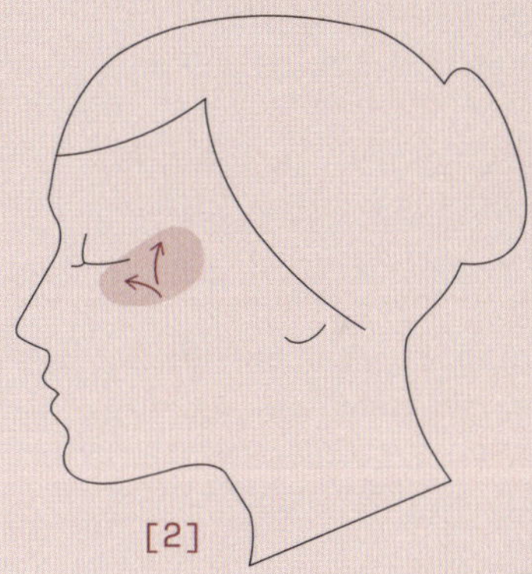
[2]

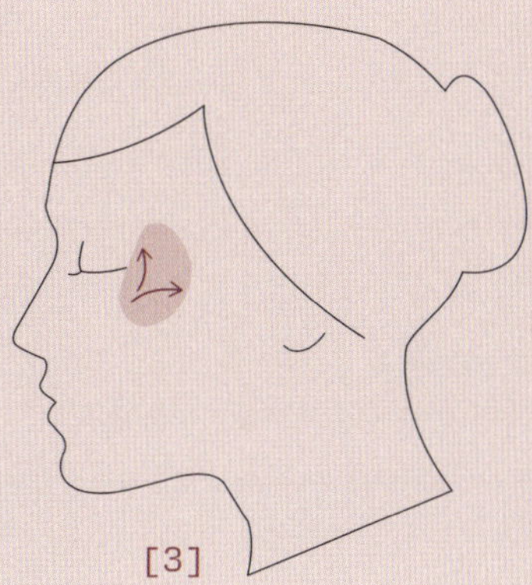
[3]

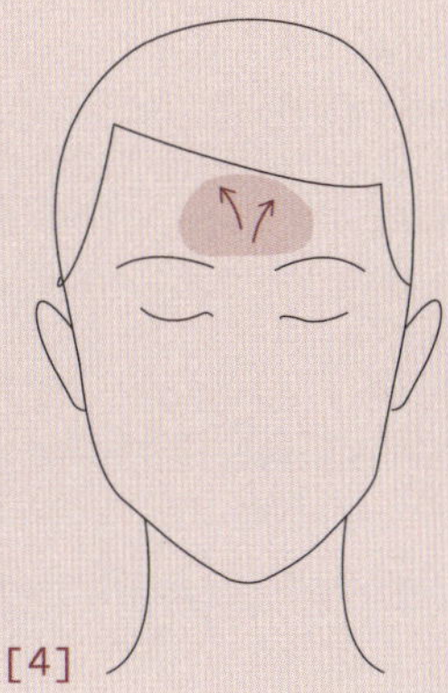
[4]

Et voilà ton Kobido express maison fini ! Tu verras, tu sentiras ton visage plus détendu et ta peau comme reboostée !

Si tu souhaites maintenir une bonne fermeté et élasticité de ta peau, et donc éviter un relâchement prématuré, j'ai encore quelques conseils pour toi lors de ta routine *skincare* quotidienne :

[1] Applique toujours les soins du bas vers le haut de visage, jamais des gestes du haut vers le bas sinon tu entraînes l'affaissement des tissus.

[2] Applique toujours tes produits dans le cou.

[3] Le soir après avoir appliqué ta crème, huile ou baume de nuit, tu peux masser ton visage de l'intérieur vers l'extérieur.

[4] Lorsque tu appliques ton sérum et ta crème, tu peux réaliser des manœuvres de palper-rouler et bien tirer la peau de l'intérieur vers l'extérieur. Il ne faut pas hésiter à appuyer justement !

[5] Crée un pli épais entre ton index et ton pouce et avance du bas vers le haut avec tes doigts. Le pli doit être ferme et le massage plutôt tonique pendant 30 secondes au minimum.

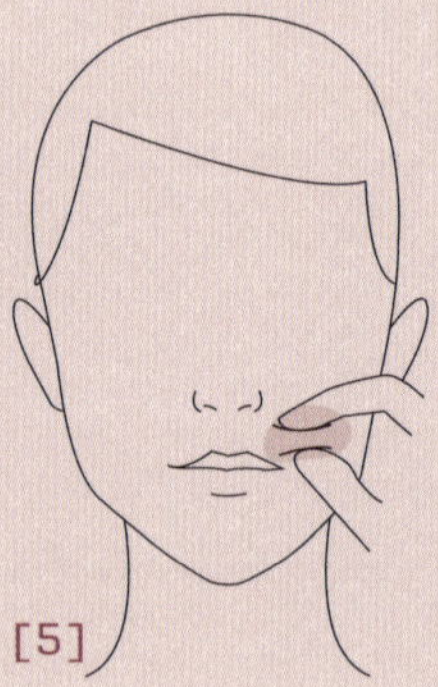
[5]

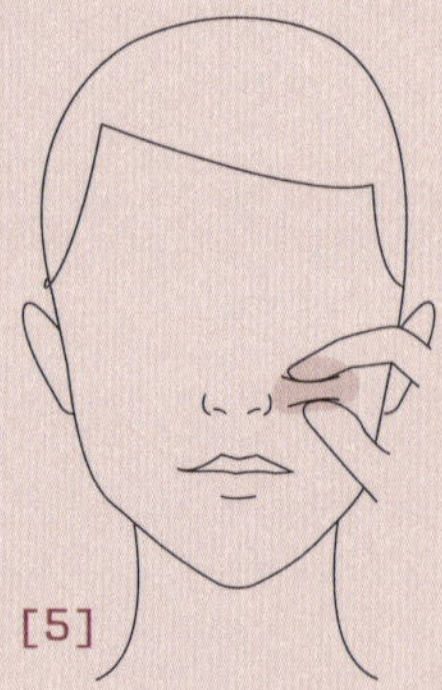
[5]

Si tu n'y arrives pas, il existe des outils dédiés au *skincare* qui font ce travail et qui sont vraiment bien :

- Roller massant et drainant : **NOOANCE**
- Roller ridoki : **NOOANCE**

Quand je travaillais en institut, j'avais une cliente qui ne jurait que par les injections et la chirurgie esthétique pour raffermir son visage. Je lui ai fait tester la technique du Kobido en réalisant sur elles quelques massages pendant plusieurs séances. Elle a été bluffée ! Les résultats étaient surprenants, notamment sur les rides du lion, du coin de la bouche et sur la tonicité et la fermeté de sa peau. Résultat : elle a largement diminué les injections !

Antiâge, drainant, relaxant, tonifiant, décongestionnant : le Kobido peut devenir ton moment privilégié de soin et de bien-être !

Les soins du corps

9

L'acné du corps

Comme pour le visage, la peau du corps présente parfois quelques problèmes et a besoin que l'on prenne soin d'elle. Mais on l'oublie très souvent ! Moi-même parfois, je n'applique pas toujours de crème pour le corps !

Comme je l'ai expliqué dans mon histoire au début du livre, j'ai eu énormément d'acné dans le dos à l'adolescence, ainsi que sur le décolleté. Ça te paraît peut-être incroyable, mais nombreuses sont les personnes qui souffrent d'acné du corps. Et on en parle rarement ! Sur Tiktok, j'ai déjà fait de nombreuses vidéos à ce sujet, et j'ai pu aider beaucoup de personnes, ce n'est donc pas un problème isolé.

POURQUOI A-T-ON DE L'ACNÉ SUR LE CORPS ?

L'acné s'installe sur les zones du corps où les glandes sébacées sont davantage développées et sécrètent plus de sébum, telles que : le dos, le décolleté, les épaules, le torse et parfois les fesses.

De manière générale, les personnes ayant la peau grasse sur le visage l'ont aussi sur ces zones-là, cela s'appelle une séborrhée fluente.

Dans le dos, la sueur de la journée se mélange au sébum, c'est ainsi que les pores s'obstruent et que l'acné apparaît, avec parfois des points noirs.

ATTENTION AUX SOINS POUR CHEVEUX

Les soins capillaires accentuent l'acné et les boutons du dos. Pourquoi ? Parce que lorsque tu te laves les cheveux, le shampoing et l'après shampoing ou le masque coulent dans le dos lors du rinçage et vont totalement boucher les pores ! Si tu as un excès de sébum prononcé à cet endroit-là, les produits capillaires s'y logent plus facilement et c'est une catastrophe ! C'est comme si on laissait couler notre après-shampoing sur notre visage !

La solution : traiter les zones du corps acnéiques comme tu le fais avec ton visage.

Tu pourrais utiliser un nettoyant purifiant visage pour les parties de ton corps mais le produit se viderait trop vite. Heureusement, il existe aujourd'hui des marques qui ont sorti des nettoyants purifiants pour le corps avec une plus grande quantité de produit !

Et je te recommande vraiment de nettoyer seulement les zones où tu as de l'acné et des boutons avec un nettoyant approprié pour ne pas dessécher ta peau.

MON CONSEIL PRATIQUE

Lave-toi d'abord les cheveux avec ton après-shampoing ou ton masque. Ensuite lave-toi entièrement avec un gel douche classique comme habituellement, et pour finir, toujours en dernier, nettoie les zones à boutons avec un nettoyant corps purifiant adapté.

Deux fois par semaine, tu peux aussi exfolier ton corps avec un gommage. Évite les gommages corps au sucre ou au sel, tu risques de couper et irriter les boutons. Il existe maintenant des exfoliants corps qui contiennent des actifs chimiques et enzymatiques, qui vont déloger les cellules mortes en surface de la peau et celles dans les pores.

Enfin, sur les zones d'acné, évite d'appliquer une crème ou un beurre pour le corps trop riche et occlusif pour ne pas favoriser la venue d'autres boutons. Comme sur le visage !

Utilise des actifs non comédogènes uniquement sur les zones à boutons pour éviter d'en gâcher. Le ventre, les jambes et autres zones du corps sans boutons ont besoin d'une crème riche.

Voici quelques produits que je te recommande fortement :

Les nettoyants corps

- Nettoyant pour le corps Miracle Acne Clear 3 jours, **SOME BY MI** – 21 €
- Effaclar Gel purifiant micro-peeling, **LA ROCHE-POSAY** – 15 €
- Gel moussant peaux grasses et sensibles, **SEBIACLEAR SVR** – 8,95 €

Exfoliant corps

- KP Bump eraser body scrub aux AHA, **FIRST AID BEAUTY** – 29,90 €

Crème corps zone boutons

- Miracle calming body lotion AHA, BHA, PHA, **SOME BY MI** – 14 €

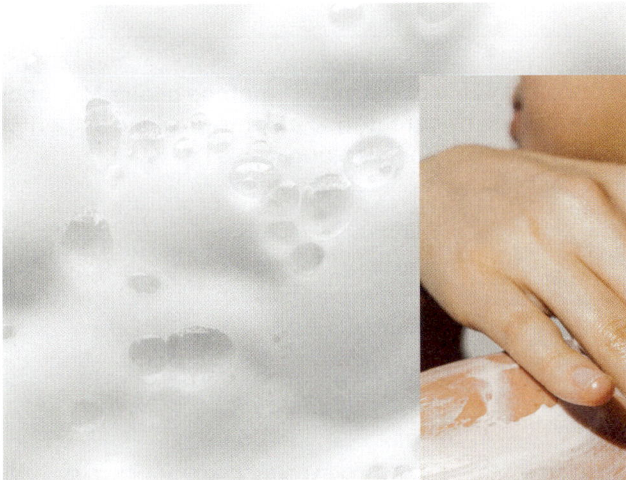
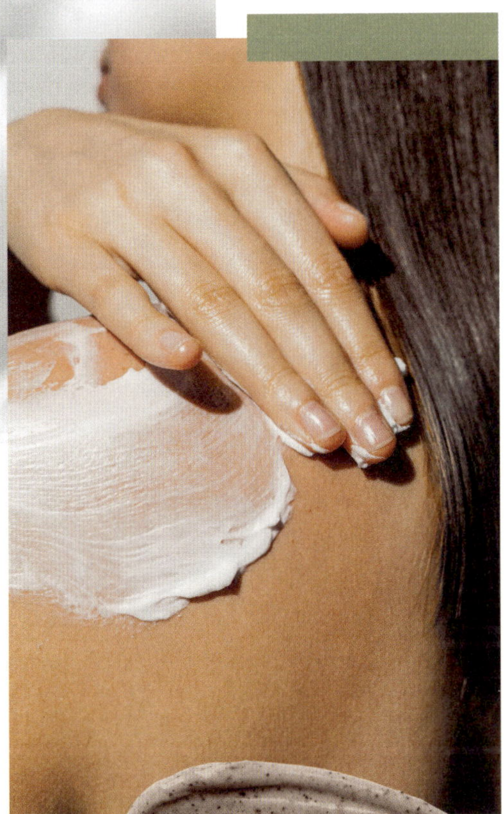
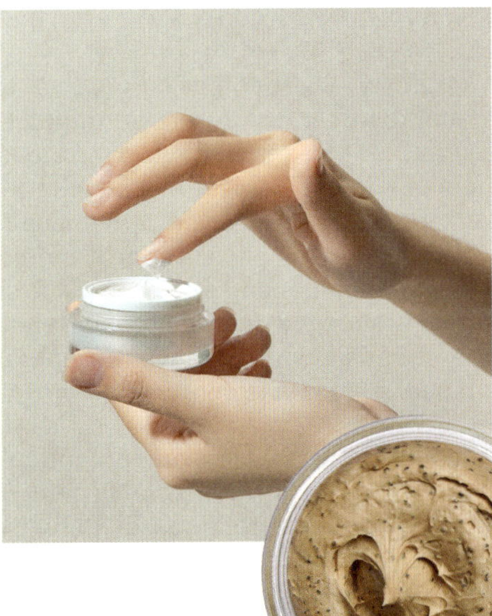
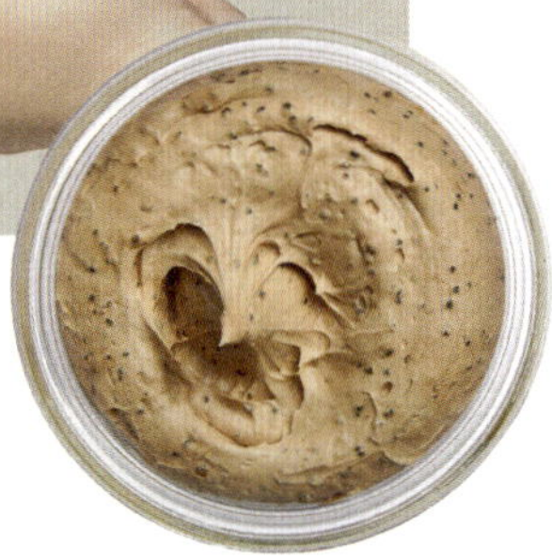
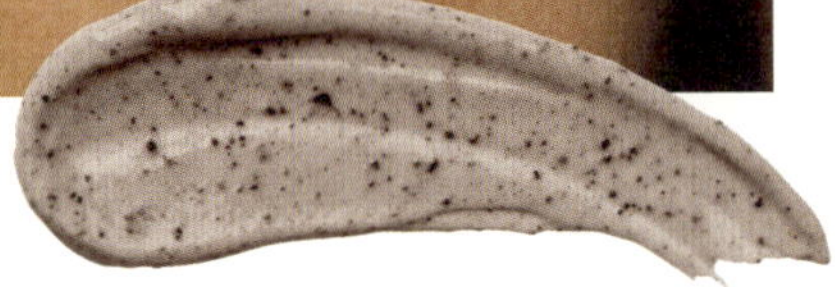

La kératose pilaire

Un deuxième problème que l'on retrouve sur le corps est la kératose pilaire ! On appelle ça aussi « les jambes de fraise » 🍓 car elle se caractérise par des dizaines de petits points rouges partout sur la zone. Ça fait donc penser à une fraise !

OÙ SE SITUE LA KÉRATOSE PILAIRE ?

Sur les jambes et les bras principalement, mais aussi sur le dos et le visage.

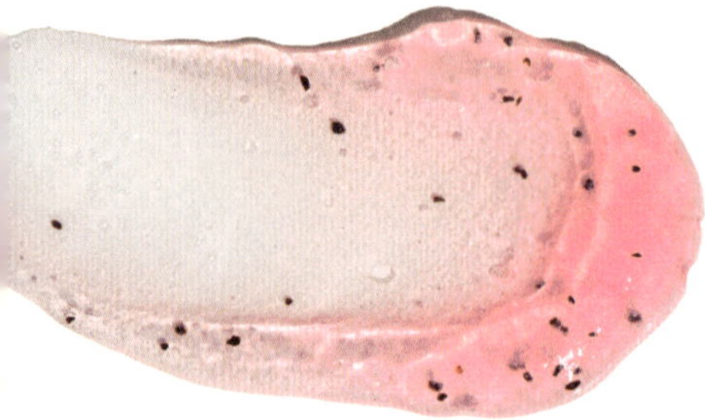

POURQUOI CERTAINES PERSONNES EN ONT ?

La kératose pilaire peut survenir à tout moment, elle est due à une surproduction de kératine qui empêche l'ouverture des follicules pileux ! La peau se « tache » en rouge, et des poils incarnés peuvent se former si tu rases ou épiles la zone. Comme le poil se retrouve bouché et coincé par le surplus de kératine, il a du mal à repousser et se glisse sous la peau qui devient généralement sèche. Sympa le combo !

Si je vous en parle, c'est évidemment qu'il y a une solution ! En revanche, il peut être compliqué de s'en débarrasser définitivement. Parfois la kératose pilaire disparaît avec les années.

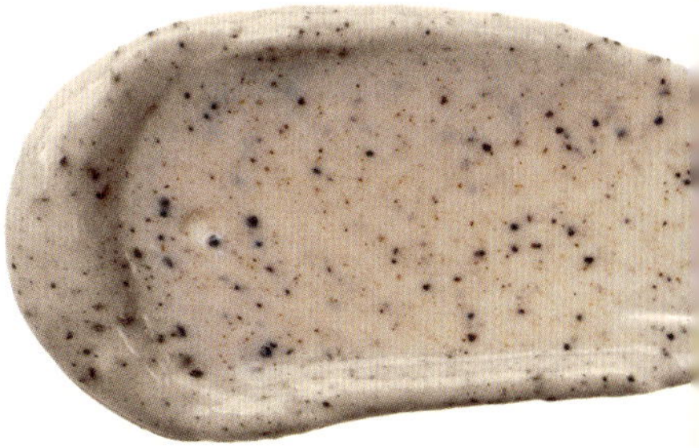

Tu peux diminuer la kératose grâce à l'application de soins qui contiennent un actif fonctionnant super bien : l'urée ! Un ingrédient hydratant et kératolytique qui décolle et élimine la couche de kératine de la peau. Certaines marques ont créé de superbes crèmes à base d'urée pour les personnes ayant des jambes de fraise.

La kératose pilaire est souvent héréditaire, comme beaucoup de problèmes de peau. Néanmoins, il existe des solutions si tes jambes de fraise te complexent.

Voici mes références préférées :

- Crème multiusage Cica réparation **MIXA** – 5 €
- UreaRepair plus émollient 10% d'urée, peaux sèches, **EUCÉRIN** – 16 €
- Crème SA antirugosités, **CERAVE** – 15,90€

Et pour un gommage à réaliser deux fois par semaine :

- KP Bump Eraser Body Scrub with 10% AHA, **FIRST AID BEAUTY** – 29,90 €

L'eczéma

Comme pour l'acné et la peau grasse dans le dos, si tu as de l'eczéma sur le visage et dans les cheveux, tu auras très souvent de l'eczéma sur le corps... ça va ensemble et c'est plutôt logique !

L'eczéma est une maladie de peau et il est préférable de consulter un dermatologue pour le soigner. Il existe évidemment des soins pour accompagner cet eczéma et le calmer au mieux ! L'eczéma intervient selon de nombreux facteurs : changements météorologiques, douches trop chaudes, bains moussants, savons, chaleur, laine, parfums, certains produits d'hygiène pour la peau, sueur, stress ou consommation de certains aliments. Il peut ainsi s'amplifier par période !

Attention de ne pas décaper ta peau avec certains produits agressifs ou gels douche contenants du parfum. Je te recommande plutôt d'utiliser les huiles de douche. Elles déposeront une pellicule nourrissante et douce sur ta peau et ton eczéma ne sera ainsi pas agressé. L'eczéma n'aime pas trop les gels douche, il préfère les huiles lavantes, eh oui ça existe !

Voici quelques références que j'apprécie :

Les huiles

- Xeraclam A ; D, huile lavante relipidante, **AVENE** – 19,90 €
- Huile de douche Atoderm, **BIODERMA** – 12,95 €
- Huile lavante Lipikar AP + anti-irritation, **LA ROCHE-POSAY** – 20,50 €
- Huile lavante anti-irritation relipidante 24h, **SVR** – 15 €

Les crèmes

Je te recommande de te crémer le corps matin et soir avec un bon baume nourrissant, apaisant et relipidant (on évite ceux avec des parfums qui vont irriter).

- Lipikar baume AP+M, **LA ROCHE-POSAY** – 17 €
- Baume protect + Topialyse, **SVR** – 13,50 €
- Baume pour la nuit sans parfum, traitement de l'eczéma, **AVEENO BABY** – 15 €
- Intensive baume hydratant Atoderm, **BIODERMA** – 16 €

Ces produits correspondent aussi aux nourrissons et aux bébés car les formules sont douces pour les peaux les plus fragiles ! Mais bien sûr ils sont aussi pour vous, n'hésitez pas !

L'eczéma est souvent présent sur les peaux qui manquent d'hydratation. Sois vigilant sur ce point, pour donner à ta peau toutes les chances de guérir.

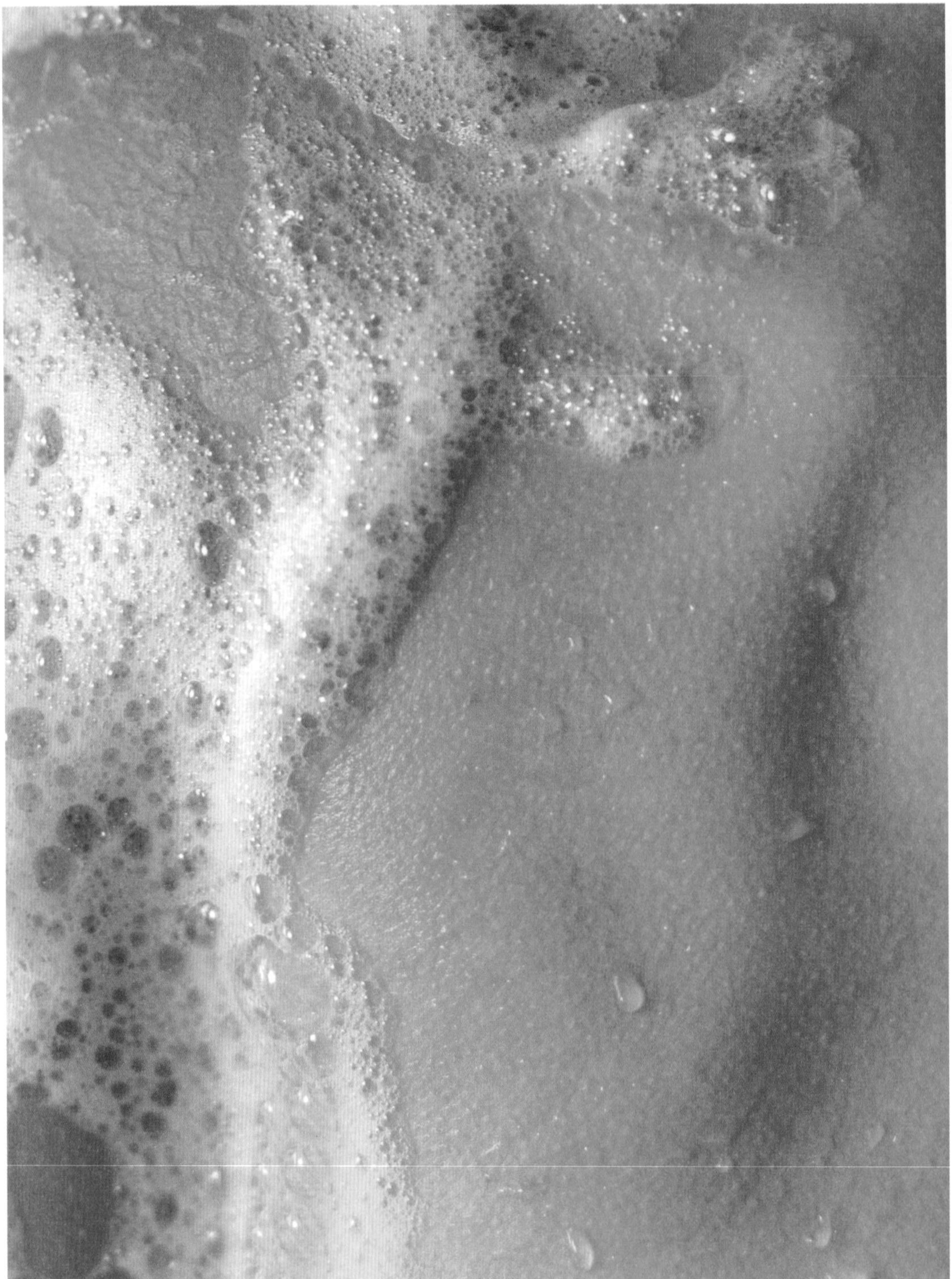

La peau sèche

La peau sèche est hyperfréquente chez beaucoup de gens, surtout en plein hiver ! D'ailleurs, on peut avoir de l'acné dans le dos et sur le décolleté (avec supplément peau grasse !) et avoir la peau sèche sur les jambes ! Ou partout ailleurs...

La peau du corps a toujours besoin d'hydratation et de nutrition, comme le visage. Il est essentiel d'utiliser des gels douches crème pour le corps, une huile lavante ou une crème lavante si tu as une peau sèche et déshydratée.

Voici quelques références de nettoyant pour le corps que je te recommande :

Tous les gels douches de la marque Sanex en général sont les meilleurs pour moi selon leurs formulations.
Ils protègent la barrière cutanée, la renforcent et maintiennent son hydratation ! La peau est protégée et douce.

Ils se déclinent en plusieurs références :

- Crème de douche dermonourishing surgras, **SANEX** – 3,50 €
- Huile lavante dermonourishing surgras, **SANEX** – 2,95 €

Pour les crèmes :

- Baume hydratant, **CERAVE** – 15 €
- Baume hydratant corps au beurre de karité, **SEPHORA COLLECTION** – 17,99 €
- Mixe intensif peaux sèches, **MIXA** – 5,80 €
- Mixa Expert peau sensible, crème nourrissante anti-démangeaisons, **MIXA** – 8,50 €

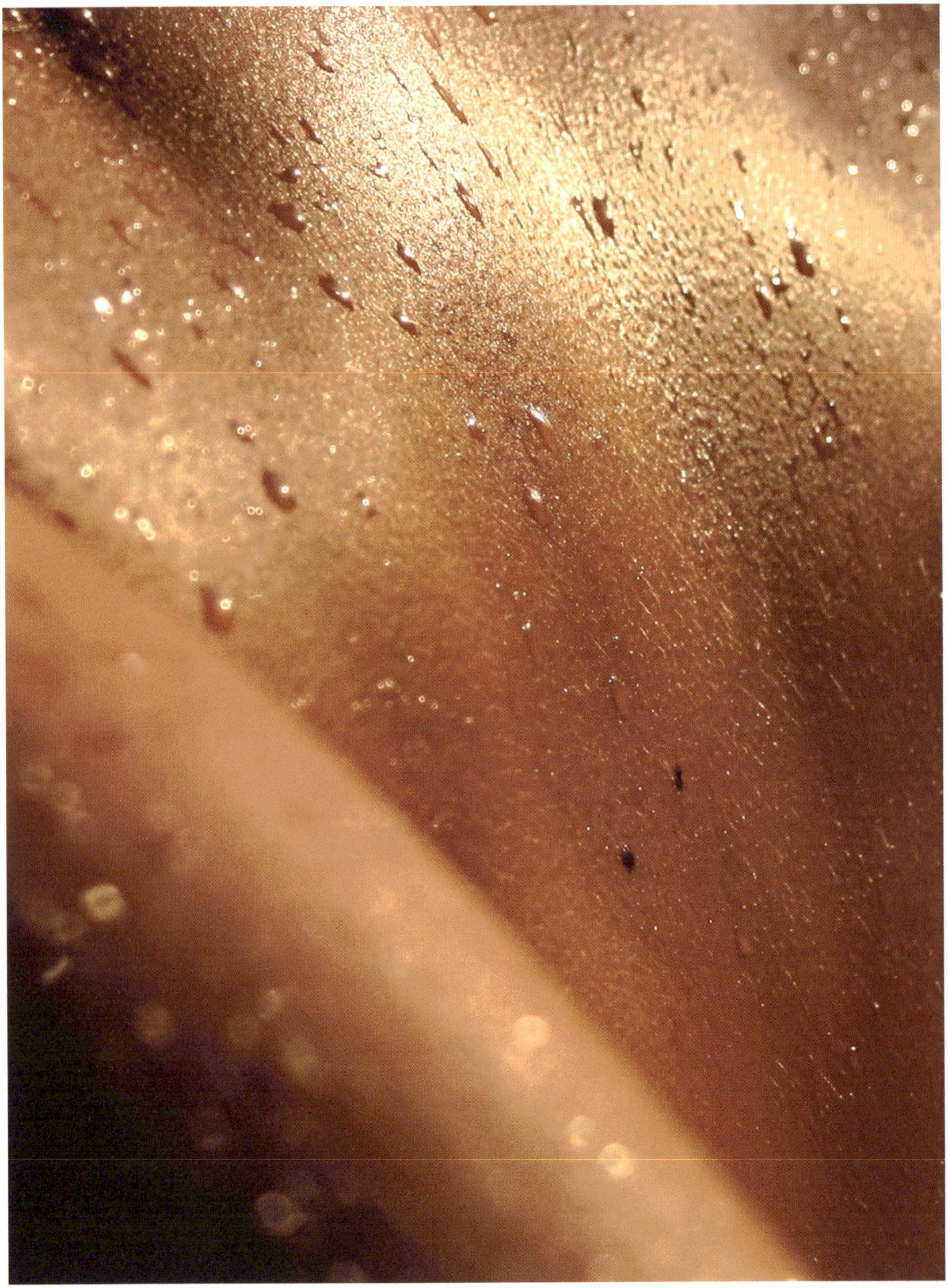

Le danger des UV

Si tu me suis déjà sur les réseaux sociaux, tu sais que je répète sans cesse qu'il faut appliquer de la crème solaire SPF 50 tous les jours de l'année ! Le soleil est dangereux, que ce soit en été ou en hiver. En réalité, ce n'est pas le soleil en lui-même, mais les UV qui diffusent la lumière, même à travers les nuages, qui peuvent causer des problèmes.

COMMENT FONCTIONNENT LES UV ?

Les UV pénètrent dans les couches profondes de la peau où ils ont un effet sur le tissu conjonctif et les vaisseaux sanguins : la peau perd progressivement de son élasticité et commence à se rider. Une exposition importante et trop élevée aux UV provoque donc un vieillissement prématuré de la peau. Voilà pourquoi certaines personnes, à partir de 30 ans, paraissent plus âgées que leur âge. Leur peau vieillit prématurément. Ce sont souvent des femmes ou des hommes qui aiment s'exposer au soleil et qui ne se protègent pas forcément avec de la crème solaire.

ET SI L'ON VEUT QUAND MÊME ÊTRE BRONZÉ ?

Il est tout à fait compréhensible que certaines personnes aiment être bronzées. Et c'est donc maintenant que je vais vous parler du mythe du SPF ! Beaucoup d'entre nous pensent qu'une protection solaire avec un SPF important (30 et plus) empêcherait de bronzer, mais c'est totalement faux. Le SPF protège la peau de la dangerosité des UV, mais n'empêche pas de bronzer. La peau au contact du soleil bronze naturellement, on observe la formation d'un pigment noir appelé mélanine qui absorbe les rayons UV. Selon tes origines, ta couleur de peau, tes yeux ou encore tes cheveux (ton phototype, voir l'encadré plus bas), tu vas plus ou moins bronzer que d'autres personnes. Il existe même des personnes qui ont un phototype 1 et ne bronzent jamais ou très peu. Si tu es roux par exemple, avec des taches de rousseur, une peau très blanche, tu es probablement plus souvent sujets à avoir des coups de soleil, et il te faudra alors redoubler de vigilance sur la protection car ton phototype réagit plus fortement aux UV.

Pour résumer, appliquer un SPF n'empêche pas de bronzer. Les UV touchent tout de même ta peau, mais la crème solaire t'empêche de brûler et d'absorber les effets néfastes des UV. Ton bronzage sera en prime plus lisse et homogène ! Si tu as l'impression de moins bronzer avec un SPF, c'est juste parce que tu n'es pas devenu rouge.

Garde toujours en tête que le bronzage n'est pas une réaction saine pour ta peau. Les UV provoquent des cancers de la peau, et tous les jours, en France et partout dans le monde, des personnes meurent de ces cancers déclenchés par la surexposition non protégée au soleil.

D'ailleurs, la peau, lorsqu'elle se sent agressée par les UV, va produire de la mélanine pour se défendre et essayer de se protéger. C'est pour cette raison que si tu es exposé à un fort taux de rayons UV l'été en vacances, il faut régulièrement protéger ta peau en appliquant du SPF toutes les 30 minutes ou 1 heure. C'est vraiment important. Ce n'est pas une bonne idée de rester sur son transat en plein soleil du matin au soir, il faut limiter les expositions volontaires en plein soleil. Le but n'est pas de s'empêcher de vivre sa vie ni se cacher des UV, mais il faut éviter de rester des heures sans bouger avec de l'huile ou sans SPF à attendre de devenir plus mat.

Adolescente, moi aussi je le faisais et j'aimais ça ! Mais le bronzage s'en va rapidement, alors finalement, plaisir éphémère ou regrets éternels ? À nous de choisir !

CANCER DE LA PEAU ET MÉLANOME

Il existe plusieurs types de cancer de la peau. Je ne souhaite pas entrer dans les détails ici, mais le cancer le plus fréquent est le mélanome.

Qu'est-ce que le mélanome ?

C'est une masse cancéreuse particulièrement dangereuse surtout lorsqu'elle est traitée en stade tardif. Et c'est souvent le cas puisque cette tumeur est difficilement visible : elle s'installe sur un grain de beauté qui change de forme, de couleur, de texture... Mais encore faut-il le voir ! On ne prête pas forcément attention à tous nos grains de beauté.

Si tu observes un jour un changement sur l'un de tes grains de beauté, consulte rapidement un médecin. Les rendez-vous chez le dermatologue sont très longs à obtenir, alors je te conseille même d'aller aux urgences et d'expliquer que ton grain de beauté a changé d'apparence.

Pour mon anecdote personnelle (pas hyper-joyeuse), mon grand-père est décédé d'un mélanome, il n'avait que 50 ans. Il avait un grain de beauté sur le haut de la bouche, il a légèrement grossi et changé d'apparence, nous lui avons recommandé de rapidement consulter, mais c'était déjà trop tard. La tumeur s'est propagée trop vite, et il nous a malheureusement quittés ! Aujourd'hui, ne vous inquiétez pas, je vous en parle en ayant le cœur apaisé et sans larmes. En vous partageant son histoire, je souhaite simplement que vous compreniez que tout cela est très sérieux et surtout que ça va très vite ! Un mélanome peut apparaître chez tout le monde, la tumeur est minuscule et pourtant elle fait perdre une vie. Et ce n'est pas une question de malchance, c'est principalement une surexposition aux UV. Mon grand-père avait tout simplement dû en abuser fortement et il ne mettait pas de crème solaire. Il y a plusieurs dizaines d'années, on ne faisait pas de prévention contre les UV, les anciennes générations n'étaient pas tellement informées de ça, heureusement la vie évolue et nous sommes maintenant conscients que nous avons tous un capital soleil !

Qu'est-ce que le capital soleil ou capital solaire ?

Cela désigne la quantité d'UV supportée par la peau avant de subir des dommages. Il est déterminé génétiquement à la naissance et varie selon le phototype de chacun. À chaque fois que tu prends un coup de soleil, que tu vas rougir ou brunir sans te protéger, ton capital soleil se réduit. Si par mégarde, tu arrives à la fin de ce capital, ça peut être très dangereux... Je vois ça un peu comme une sorte de jauge de vie dans un jeu vidéo ! Nos vies sont éphémères et il y a tellement de raison de les perdre qu'il vaut mieux éviter de s'abîmer juste à cause d'un petit plaisir comme le bronzage.

Bien sûr, c'est valable aussi pour les cabines UV. D'ailleurs, certaines cabines UV jugées trop dangereuses ont été interdites dans certains instituts de beauté. En 2015, les cabines de bronzage ont été interdites aux mineurs dans le cadre de l'examen du projet de loi sur la santé de l'Assemblée nationale. On parle même d'une interdiction totale à venir car malheureusement, certaines personnes prennent un forfait UV dans un institut, puis un autre dans un second pour multiplier les séances. Les hôpitaux ont ainsi enregistré un fort taux de décès de cancer de la peau dû au bronzage sous UV. Les rayonnements UV artificiels ont d'ailleurs été classés comme cancérogènes par le Centre international de recherche sur le cancer (CIRC).

En France, il a été estimé que 43 % des cas de mélanomes chez les jeunes pouvaient être attribués à une utilisation des cabines de bronzage avant l'âge de 30 ans selon l'Anses (l'agence nationale de sécurité sanitaire de l'alimentation, de l'environnement et du travail).

À savoir que les rayons UV des lits de bronzage en cabine peuvent être de 10 à 15 fois plus intenses que ceux du soleil. Une exposition de 20 minutes dans un lit de bronzage équivaut à passer jusqu'à 2 heures à la plage sous le soleil de midi, selon la société canadienne du cancer.

Mon but ici n'est pas de vous faire peur ! S'il m'est important de parler de ce sujet, c'est qu'il est malheureusement encore trop présent. Je ne fais que de la prévention. Ce cancer de la peau peut s'éviter, contrairement à bien d'autres, alors faisons attention à nous !

Les protections solaires existent sous plusieurs formes et formules :

- les sprays
- les crèmes tubes
- les crèmes pots
- les huiles (avec un SPF)
- les laits

Voici les solaires que je te recommande :

VISAGE :

Peau grasse, mixte

- Sun Protection Oil Control Gel Crème Solaire SPF50+, **EUCERIN** – 10,83 €
- Sun Secure Blur Spf50+, **SVR** – 15,58 €
- Sebiaclear Crème SPF50, **SVR** – 19 €
- Anthelios fluide oil control uvmune 400, **LA ROCHE-POSAY** – 13,90 €

Peau sèche, normale, mixte

Premiers prix :

- Sun Secure Easy Stick Spf50+, **SVR** – 9,89 €
- Solaires Stick Solaire SPF50, **CAUDALIE** – 10,86 €

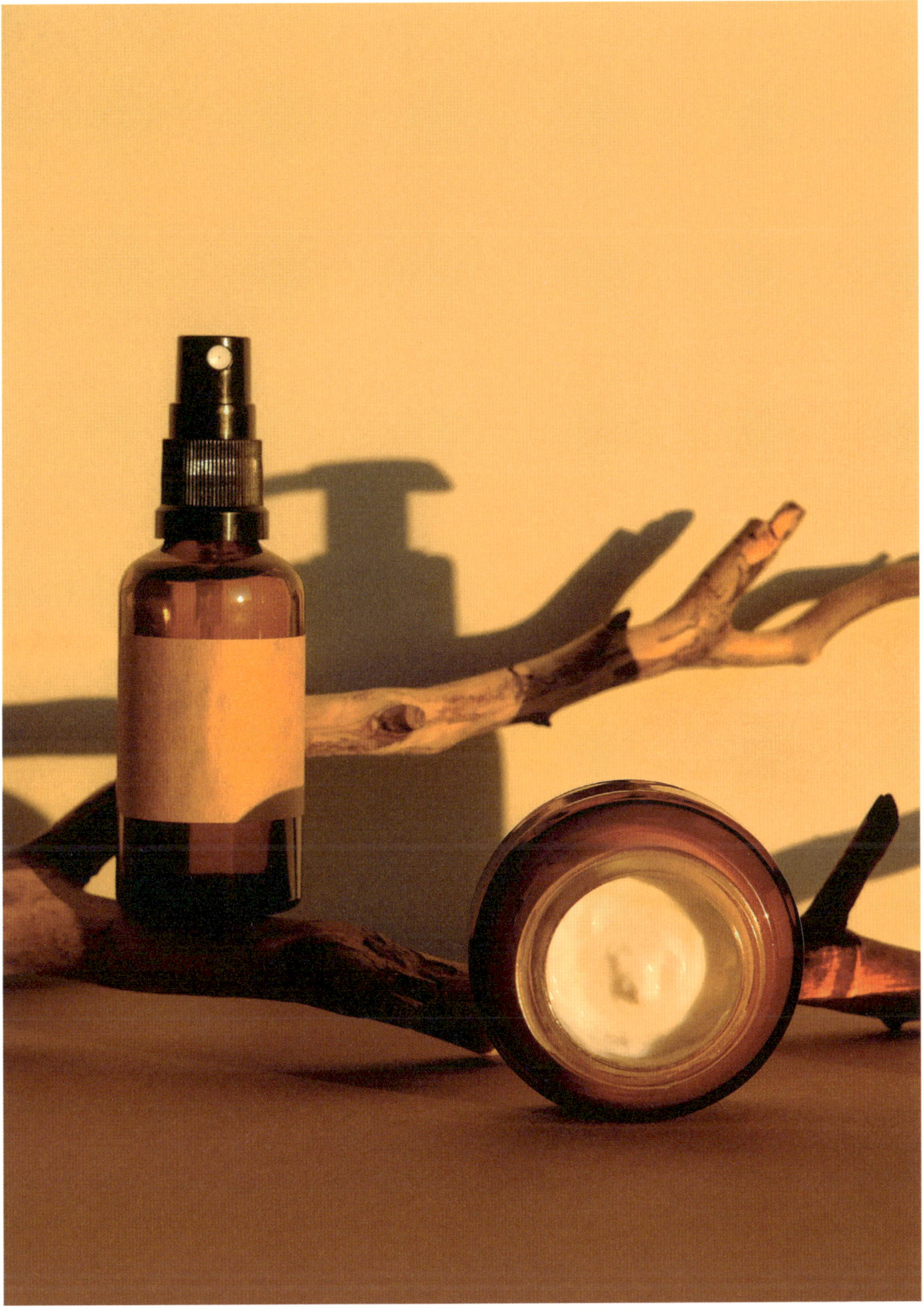

- Vinosun Protect, Fluide très haute protection SPF50 +, **CAUDALIE** – 19,90 €
- Sun pigment control fluid SPF 50+, **EUCERIN** – 12,48 €
- Sun Secure Lait SPF50+, **SVR** – 23,54 €
- Anthelios Uvmune, **LA ROCHE-POSAY** – 14,90 €
- Capital Soleil, Émulsion Toucher Sec SPF 50, **VICHY** – 13,50 €

Moyen de gamme :

- Glow Stick, **SUPERGLOOP** – 21 €

Haut de gamme :

- La Crème Protectrice Visage SPF 50, **DIOR SOLAR** – 35,25 €
- Stick Solaire Invisible SPF50, **CLARINS** – 30 €

SUR LE CORPS

Premiers prix

- Soleil lait hydratant IP50 200ml, **ROC** – 14,18 €
- Brume solaire lactée corps SPF 50, **THE RITUALS** – 18,90 €
- Sun Secure Spray Hydratant Spf50+, **SVR** – 15,70 €
- Secure Eau Solaire SPF 50+, **SVR** – 16 €
- Bariésun Spray Solaire Invisible SPF50+ – **URIAGE**, 11 €

Moyen de gamme :

- Sun beauty, **LANCASTER** – 41,50 €
- Photoderm Bronz Huile Sèche Solaire Bronzage Intense SPF50+, **BIODERMA** – 16,39 €
- Spray Invisible Haute Protection SPF50, Vinosun protect, **CAUDALIE** – 25,90 €

UN AUTRE MYTHE AUTOUR DES UV

Les peaux noires prennent aussi des coups de soleil, car elles ont elles aussi un capital soleil et peuvent donc tout autant être sujettes au cancer de la peau ! C'est effectivement plus rare que les peaux blanches, mais, si tu as la peau noire, tu n'es pas protégé du danger des UV !

Pour connaître ton phototype :
Il en existe six phototypes. Voici un encadré pour comprendre à quel phototype ta peau appartient.

PHOTOTYPE	CARACTÉRISTIQUES	RÉACTION AU SOLEIL	CONSEILS DE PROTECTION
1 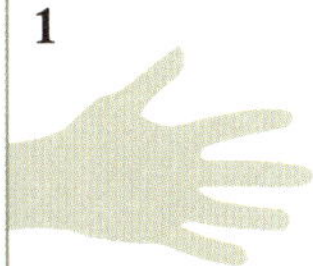	• Peau très blanche • Cheveux roux ou blonds • Yeux bleus/verts • Souvent des taches de rousseur	• Coups de soleil systématiques • Ne bronze jamais, rougit toujours	• Exposition fortement déconseillée • Reste à l'ombre le plus possible, ne cherche pas à bronzer, ne t'expose pas entre 12 h et 16 h. • Au soleil, protection maximale indispensable : vêtements, chapeau, lunettes de soleil, crème solaire indice SPF 50+
2 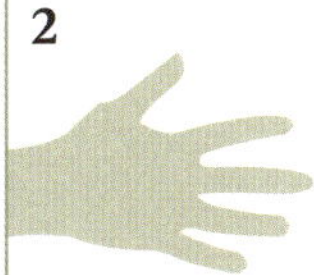	• Peau claire • Cheveux blonds/roux à châtains • Yeux clairs à bruns • Parfois apparition de taches de rousseur	• Coups de soleil fréquents • Bronze à peine ou très lentement	
3 	• Peau intermédiaire • Cheveux châtains à bruns • Yeux bruns	• Coups de soleil occasionnels • Bronze graduellement	• Exposition prudente et progressive • Évite le soleil entre 12 h et 16 h • Au soleil, haute protection recommandée : vêtements, chapeau, lunettes de soleil, crème solaire indice FPS haute protection (30-50)
4 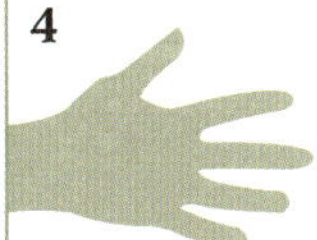	• Peau mate • Cheveux bruns/noirs • Yeux bruns/noirs	• Coups de soleil occasionnels lors d'expositions intenses • Bronze bien	
5 	• Peau brun foncé • Cheveux noirs • Yeux noirs	• Coups de soleil rares • Bronze beaucoup	• Exposition progressive • Évite le soleil entre 12 h et 16 h • Au soleil, protection recommandée : chapeau, lunettes de soleil, crème solaire indice SPF protection moyenne (15 à 25)
6 	• Peau noire • Cheveux noirs • Yeux noirs	• Coups de soleil très exceptionnels	

Personnellement, je suis phototype 3 !

Les gestes et conseils

indispensables de Lulu

10

Quels sérums pour quel type de peau ?

Comme nous l'avons vu ensemble, les sérums ont vraiment des bienfaits et peuvent être de vrais alliés pour prendre soin de ta peau. Voici donc un récapitulatif des sérums selon les types/états de peau.

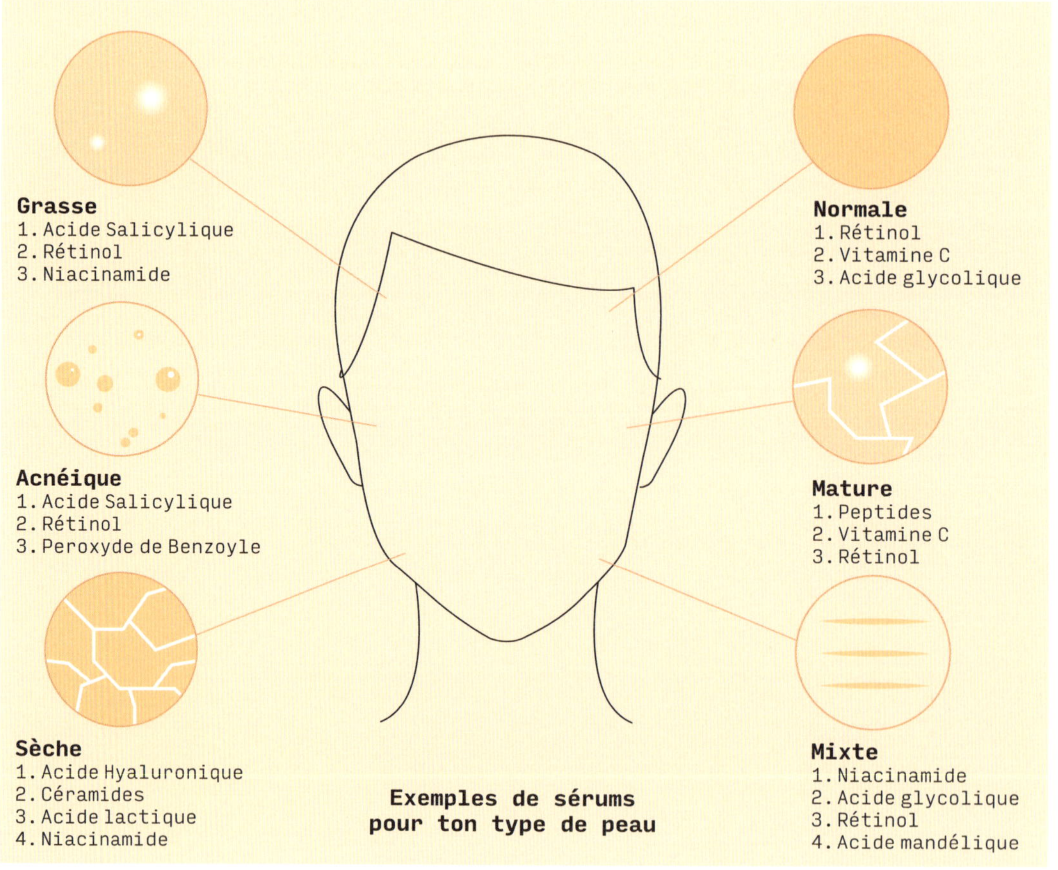

Exemples de sérums pour ton type de peau

Les actifs et leurs bienfaits

Pour que tu puisses utiliser les actifs correctement et en toute sécurité, voici un tableau récapitulatif ! Certains actifs se marient très bien entre eux, n'hésite pas à la combiner !

INGRÉDIENTS	UTILES CONTRE
AHA (acides alpha hydroxylés)	La déshydratation, les dommages du soleil, la peau terne, les peaux mortes
BHA (acide salicylique)	Les points blancs, le teint inégal, les points noirs, la peau rugueuse, les pores bouchés
Rétinol	Les signes de vieillissement, l'acné, le teint inégal, la peau texturée
Vitamine C	La peau terne, les ridules, les dommages du soleil, le teint inégal
Peroxyde de benzoyle	Les papules et les pustules, les inflammations, les peaux mortes, l'acné inflammatoire
Acide hyaluronique	La déshydratation
Acide L-ascorbique	L'hyperpigmentation
Alpha arbutine	Les tâches
Acide azélaïque	Le teint terne
Acide lactique	Les peaux mortes
Céramide	La peau abîmée, agressée

INGRÉDIENTS À COMBINER		BIENFAITS
Vitamine C	**Acide hyaluronique**	Protège et hydrate
Rétinol	**Céramides**	Régénère et renforce
Acide salicylique	**Niacinamide**	Purifie et équilibre
Rétinol	**Peptides**	Antiâge
Vitamine C	**Crème solaire**	Bouclier protecteur UV
Acide azélaïque	**Rétinol**	Antitâches
BHA	**Acide hyaluronique**	Peau lisse
Vitamine C	**Niacinamide**	Peau unifiée et teint illuminé

Comme tu le sais, pour avoir une belle peau, il faut aussi être patient. Les actifs que tu appliques vont agir dans le temps, et une bonne routine est une routine régulière ! Pour que tu puisses tenir dans le temps, voici un récapitulatif du temps qu'il faudra attendre pour voir les résultats sur ta peau :

ACTIF PUR	TEMPS
Niacinamide	• 1 mois pour l'hydratation, l'hyperpigmentation et les rougeurs, 2 mis pour l'acné et les rides
BHA	• 2 à 12 semaines pour l'acné et les points noirs
Vitamine C	• 6 semaines pour le teint terne et l'hyperpigmentation • 3 mois pour les rides
Rétinol	• 1 à 2 mois pour l'acné • 5 mois pour l'hyperpigmentation • 2 à 5 mois pour les rides
AHA	• 7 semaines pour l'acné • 4 mois pour l'hyperpigmentation • Entre 1 et 8 mois pour les rides
Acide hyaluronique	• 15 minutes pour l'hydratation • 8 semaines pour les rides

Type et état de peau	Les actifs et leurs utilités	
Mixte et grasse	Les actifs régulateurs de l'excès de sébum	Niacinamide (vitamine b3), acide azélaïque, zinc, argile verte
	Les actifs efficaces contre les points noirs, boutons, imperfections liées aux peaux grasses	Acide salicyliquen zinc, propolis, menthe, charbon, argile verte, souffre
	Les actifs exfoliants pour les peaux grasses à imperfections	Acide glycoliquen acide lactique, acide de fruits, rétinol
Sèche	Les actifs nourrissants	Les céramides, la glycérine, le squalane certains beurres et huiles (voir page 101), les omégas 3, 9, 6
Normale	Les actifs pour accompagner l'équilibre d'une peau normale	Acide hyaluronique, aloe vera, soja, camomille, calendula, céramides
Sensible	Les actifs contre la sensibilité	Centella asiatica, miel (de manuka ou de ouessant), niacinamide, panthénol, extrait d'avoine ou avoine colloïdal, camomille, calendula, bisabolol, rhamnose, alpha glucan oligosachharide, aloe vera
Deshydratée	Les actifs hydratants	Acides hyaluroniques, céramides, aloe vera, édulis
Terne	Les actifs anti-teint terne	Vitamine C, acides alpha hydroxylé (AHA), huile végétale de carotte ou rose musquée, piment rouge, acide férulique, hydrolat/crème/sérum de yuzu ou citron
Tous les types	Les actifs qui atténuent les cicatrices pigmentaires	rétinol, vitamine C stabilisée, AHA, BHA, niacinamide

Les petits gestes font la différence

La peau est un organe vivant sensible, qui s'adapte quotidiennement aux éléments, aux émotions. Certains petits gestes peuvent vraiment faire la différence et améliorer la texture et l'aspect de ta peau. Ne les néglige pas et ta peau te le rendra !

1. Lave toi bien les mains avant de toucher ta peau.

2. Ne lave pas ton visage avec de l'eau trop chaude.

3. Change de *skincare* routine en fonction des saisons et des besoins de ta peau.

4. Jette tes produits périmés, ils font plus de mal que de bien à ta peau !

5. Applique ta crème visage jusqu'à ton décolleté.

6. Oublie les lingettes si tu le peux et favorise un double nettoyage de ton visage. C'est bien plus efficace !

7. Masse ton visage avec ton nettoyant pendant au moins une minute.

8. Applique ta crème hydratante sur peau humide ou après un toner, ta peau l'absorbera bien mieux.

9. Oublie les miroirs grossissants qui incitent à tripoter sa peau et à la blesser.

Quelques gestes anti-points noirs

Nous en avons parlé plus tôt page 58, les points noirs sont souvent source de complexe, et difficile à éradiquer ! Mais voici une liste complète des gestes qui peuvent t'aider à t'en débarrasser.

1. **Ajoute des rétinoïdes dans ta *skincare*** : ces actifs permettent d'accélérer la production de nouvelle peau et d'éliminer plus facilement et rapidement les peaux mortes. Ils réduisent les résidus de sébum et des impuretés sur la surface de la peau, qui sont la cause principale des points noirs.
2. **Réalise des masques à l'argile** : l'argile est ton allié face aux points noirs car il aide à absorber le sérum et les impuretés.
3. **Exfolie ta peau** : l'exfoliation chimique ou manuelle permet d'éliminer les peaux mortes qui bouchent les pores et créent des points noirs.
4. **Utilise de l'acide salicylique** : cet actif pur pénètre la peau pour dissoudre l'excès de sébum et toutes les impuretés de la peau.
5. **Effectue des peelings** : les peelings sont encore plus efficaces que les masques, mais à réaliser moins souvent ! Ils exfolient la peau en profondeur et réduisent ainsi visiblement l'apparence et l'apparition des points noirs.
6. **Fais des extractions** : chez des spécialistes agréés, tu peux faire réaliser des extractions qui sont très efficaces pour retirer les points noirs sans laisser ni tâche ni cicatrice. Mais attention, pour cela il faut que ce soit effectuer chez un praticien spécialisé !

Les bons gestes pour les peaux matures

Les peaux matures sont parmi les plus sensibles. Il est indispensable d'en prendre soin pour un confort optimal, et pour les rendre jolies. Oui, une peau mature peut être une belle peau ! Voici quelques conseils indispensables, et des gestes à bannir.

✔ **Les gestes tout doux essentiels pour ta peau mature :**

1. Hydrate-toi au maximum ! 2 litres par jour c'est le minimum. Bois beaucoup, et mange des légumes verts riches en eau.
2. Hydrate aussi ta peau et les zones sensibles du visage : le contour de l'œil et les lèvres.
3. Prends soin de ton décolleté autant que de ton visage.
4. Adopte une bonne hygiène de sommeil avec au moins 7 heures de sommeil par nuit.
5. Utilise une crème solaire au quotidien, même quand il ne fait pas beau !
6. Crée toi une *skincare* routine adaptée aux besoins de ta peau plus mature.

✖ **Les gestes à bannir :**

1. Ne pas se démaquiller avant d'aller dormir.
2. Faire des UV ou t'exposer au soleil : avec l'âge, les effets néfastes sont visibles encore plus facilement.
3. Fumer.
4. Manger ou boire beaucoup de sucres et de caféine.
5. Trop exfolier ta peau : elle est plus fragile et sensible, il est indispensable d'y aller en douceur.

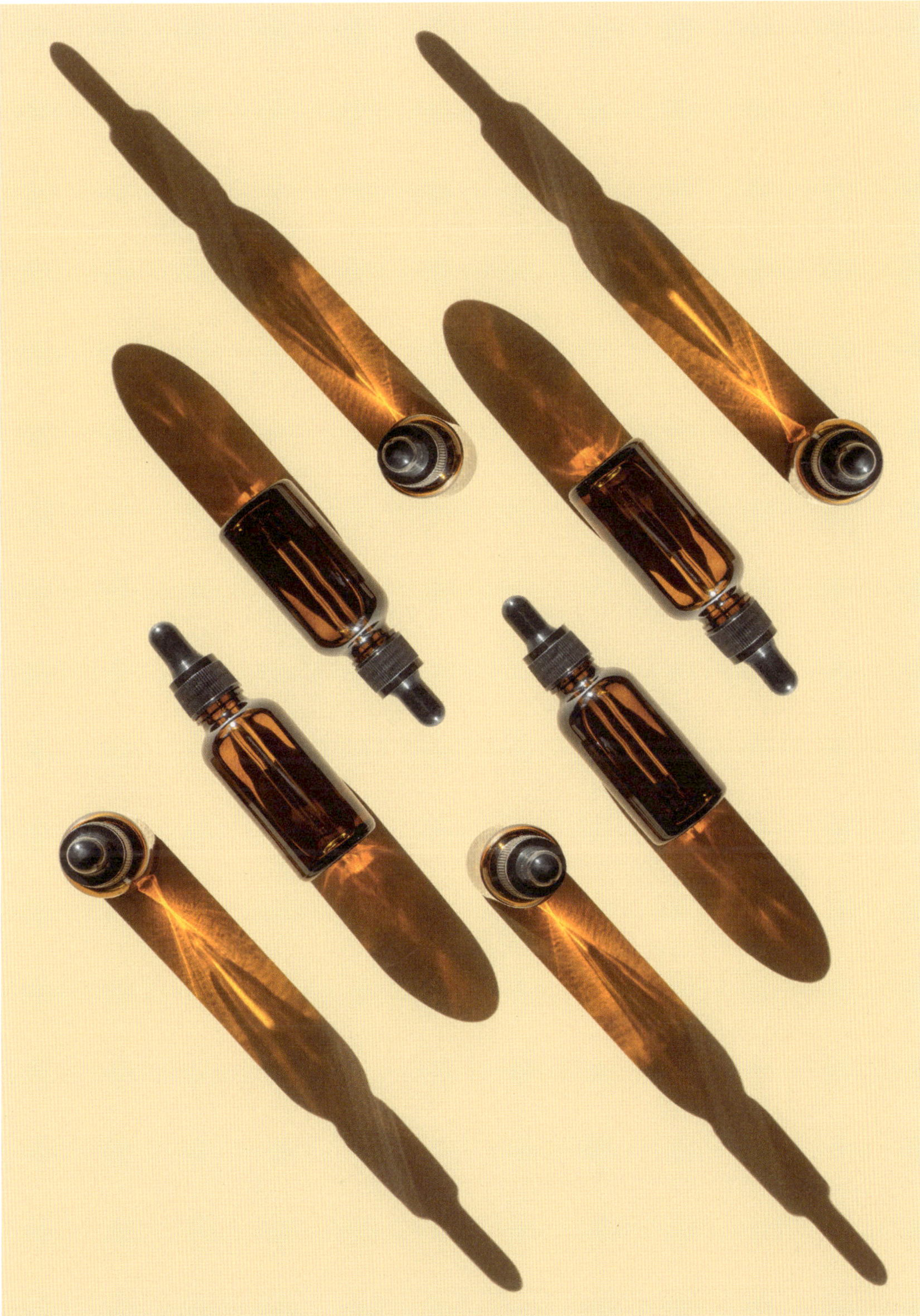

Mes routines

11

Créer mes routines

J'ai pensé et imaginé les pages qui suivent pour vous permettre de noter sur le papier toutes les informations essentielles pour votre peau et vos routines. Le fait de noter les bons produits, ceux que votre peau a moins aimés, ceux qui vous ont beaucoup plu, ou auxquels votre peau a réagi, etc., car cela vous permettra de trouver la routine idéale. Rappelez-vous, c'est en essayant un produit que vous saurez s'il vous convient !

Prenez donc le temps de noter comment est votre peau selon les saisons (le froid assèche la peau, la chaleur peut la rendre plus grasse, etc.), quels sont ses états selon vos émotions ou les moments de votre vie, etc.

Ma peau : son type et ses états

Ma peau : son type et ses états

Ma peau : son type et ses états

Ma *skincare* routine

Matin :

Soir :

Ma *skincare* routine

Matin :

Soir :

Ma *skincare* routine

Matin :

Soir :

Ma *skincare* routine

Matin :

Soir :

Ma routine soin complet

Sur cette page, n'hésite pas à écrire les étapes de ta routine complète, celle qui comprend peut-être un masque et un gommage, un passage sous la lampe LED, un massage Kobido ou avec le guasha, etc.

Ma routine soin complet

Sur cette page, n'hésite pas à écrire les étapes de ta routine complète, celle qui comprend peut-être un masque et un gommage, un passage sous la lampe LED, un massage Kobido ou avec le guasha, etc.

Mes produits coup de cœur

Les démaquillants :

Les nettoyants :

Les crèmes solaires :

Mes produits coup de cœur

Les huiles de nuit :

Les lotions :

Les sérums :

Mes produits coup de cœur

Les hydrolats : ______

Les soins contours des yeux : ______

Les crèmes hydratantes : ______

Mes produits coup de cœur

Les masques :

Les soins ciblés/patch antiboutons :

Les exfoliants :

Les baumes :

Notes [Routine]

Notes [Routine]

Notes [Routine]

Notes [Routine]

Index

Conclusion